★★★★★

Perfect Body

一生に一度の
パーフェクトなカラダに
出会う30日

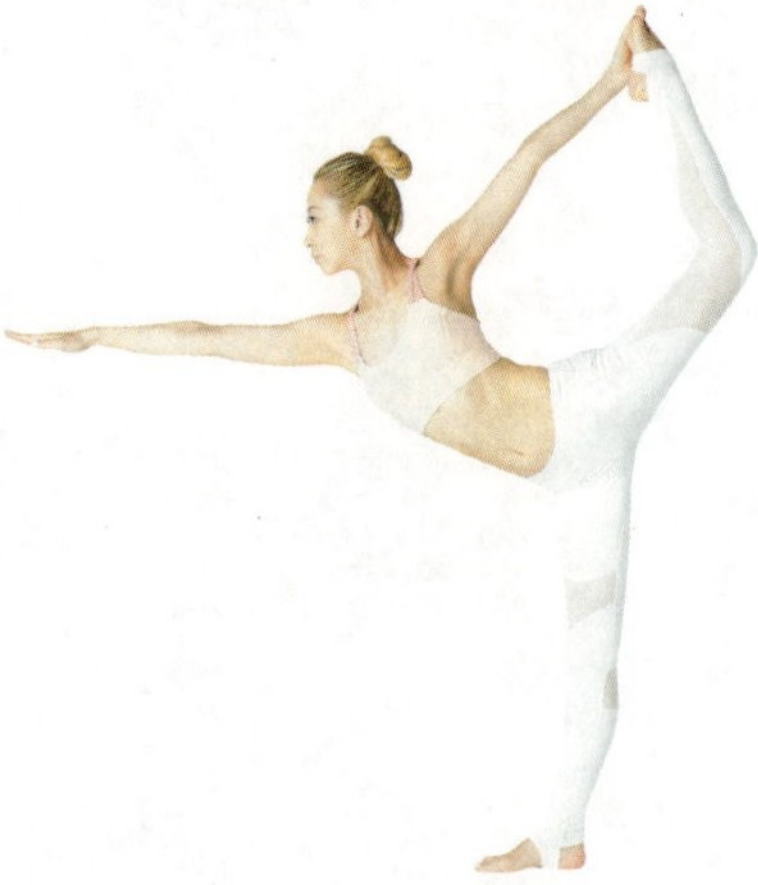

［ ヨガクリエーター ］

aya

KADOKAWA

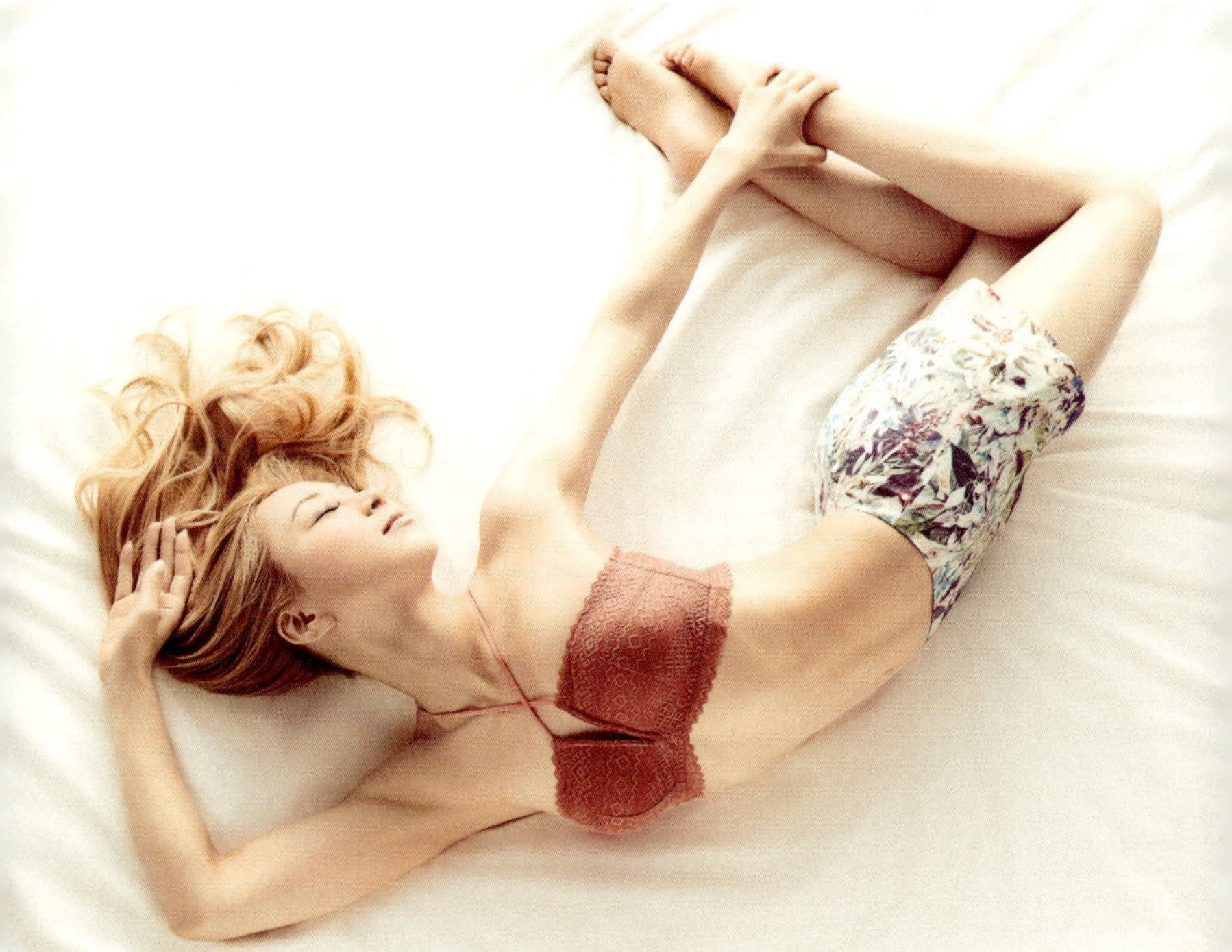

Introduction

{ はじめに }

はじめまして、ヨガクリエーターのａｙａ《アヤ》です。

あなたがもし、「やせたいけどダイエットなんて無理」とか「たとえ体重は減らせたとしても、ボディラインまで変えられない」などと思っているとしたら、それはとてももったいないこと！

なぜなら、カラダって「変わりたい！」と思えば必ず応えてくれるからです。


そう自信をもって言えるのは、わたし自身が体重を20キロ減量し、目指したいカラダに近づくことができているからです。そして、わたしのヨガクラスに通っている生徒さんたちが、ヨガを通して、また自分のカラダに意識を向けることで、次々に変わっていく様子を目の当たりにしているからです。

だから、あなたも確実に変わることができる。

自分自身でなりたいボディを手に入れることができます。


少しわたしのことをお話しさせてください。

わたしが育ったのは、栃木県の緑豊かな町です。

勉強も運動もバランスよくできる半面、とくに何かに秀でているわけではなく、自分には何が向いているのかよくわからない。

そんな学生生活を過ごしていたわたしでしたが、あるとき転機が訪れました。アメリカに留学することになったのです。


渡米後は食生活が激変しました。

日本では見たこともないようなキラキラしたパフェやカラフルなドーナツ……そんなかわいい食べ物に心を奪われどんどん食べているうちに、気がついたら3か月で20キロも太っていました。それはもう、人相が変わるほどに！


そんなとき、なんと交通事故に遭ってしまったのですね。脳挫傷を負い、3日間意識不明の重体になりました。

幸い意識を取り戻しましたが、全身がムチ打ち状態で歩くのも大変。

まもなく帰国という時期でしたが、飛行機に乗ると脳に圧がかかるということで帰国することもできず、1か月の静養の後そのままアメリカに残ることになりました。

復学してから「リハビリによいのでは」と先生にすすめられたのがヨガでした。これがヨガとわたしの初めての出会いです。

わたしが参加していたヨガクラスの先生はとてもきれいな女性でした。あるとき、先生はこう言いました。

「一生に1回でいいから自分のパーフェクトなカラダを見たくない？」

その言葉にとても触発されました。

当時は太っていましたから、留学する前の姿に戻したいと思っていましたし、それ以上に、「ヨガを続けることでもっと自分の理想とする姿になれるかもしれない！もっと自分を研ぎ澄ませたい！」とこれから出会える将来の自分にワクワクしました。

そして本格的にヨガにのめり込んでいき、わずか3か月後には留学前の体型に戻すことができたのです。

いちばん太っていたころの体重は63キロ。それからずっとヨガを続け、いまは体重42キロ、ウエスト53センチをキープしています。

ヨガとの出会いによってもっとカラダのことを知りたくなり、ずっと学び続けています。カラダのしくみについてヨガから学んだのは、

❶ わたしたちのカラダはとてもつまりやすい。「つまり」をとれば代謝がよくなり、自然とやせていく

❷ 体重という数字にこだわるよりもボディメイクを。なりたい姿を意識する

❸ カラダを整えることで、心も整う

ということ。

本書ではそんな事実をもとに、みなさん一人ひとりが持っているカラダの潜在能力に気づき、自分なりのパーフェクトなカラダを手に入れる方法を紹介しました。

わたしの専門はヨガですが、日常的なカラダの使い方や呼吸法といった、ヨガになじみがない人や運動が苦手な人でも取り組める内容になっています。

ただし、1か月はしっかりカラダに意識を向けて取り組んでくださいね。

いまと同じ生活をしていたら、1か月後もいまと変わりません。ラクに、楽しく、美しくなれればそれがいちばんですが、でも、それでは変われない。

誰にでもがんばりどきがあるのだとしたら、「きれいになりたい！」と思ったいまこのタイミングです。

必ず自分は変わると信じることが、今日すること。

とりあえず30日は、みなさんにがんばってもらいたいなって思っています。

では一緒に、自分史上最高のカラダを手に入れましょう。

aya

Contents

{もくじ}

Chapter

2 内側から輝くわたしをつくる食事のルール

Contents

Chapter 3

ブレない肌が心地よい毎日を運んでくる

Chapter

4 カラダは美しく。心はかわいらしくあるために

Contents

Chapter 5

30日でボディラインが変わるayaヨガプログラム

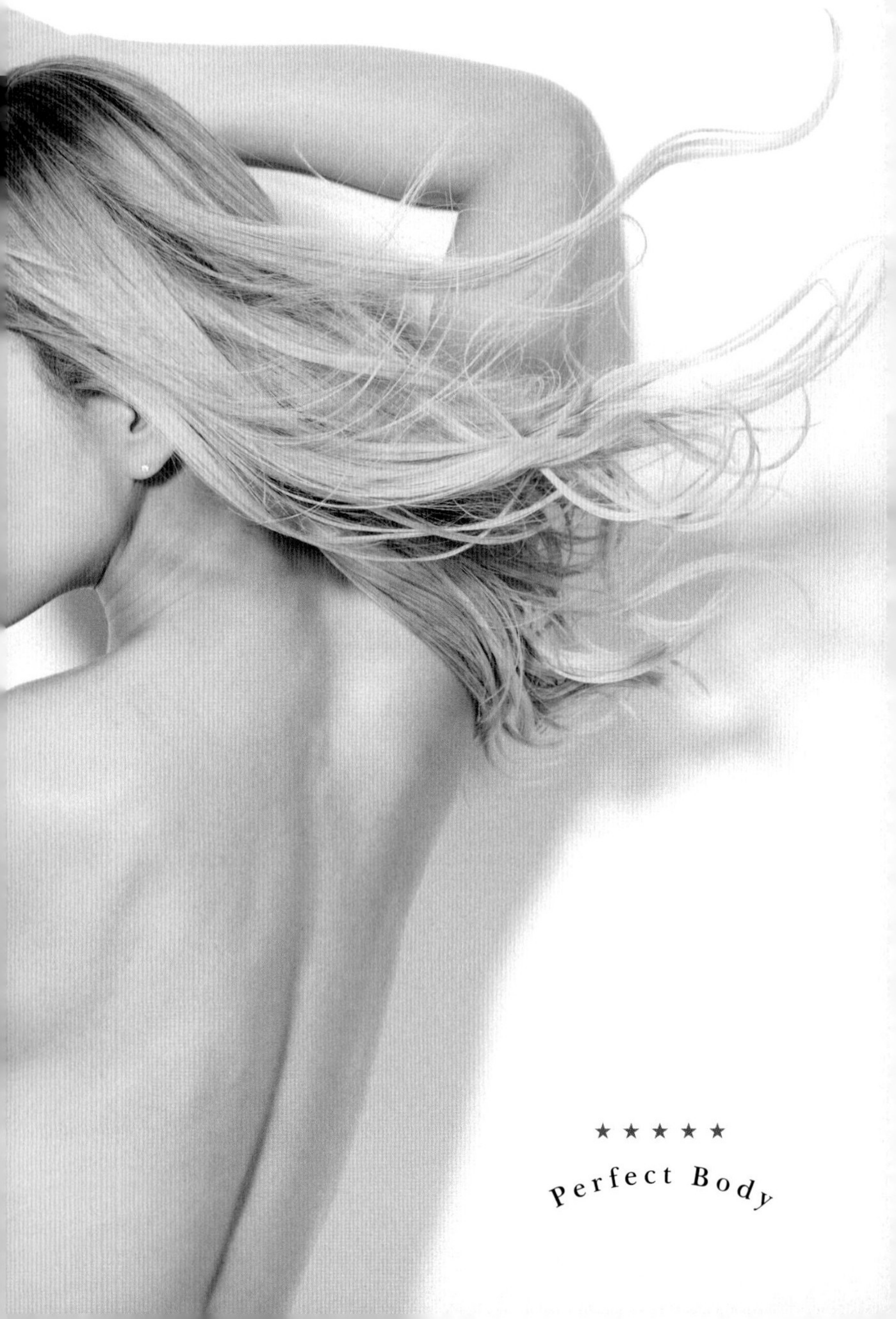

★ ★ ★ ★ ★

Perfect Body

Chapter 1

カラダの潜在能力を引き出す

day
{01}

あなたはどんな**カラダのライン**を描きたいですか？

美しいカラダを目指していざダイエットをしようという場合、多くの人が「いついつまでに〇キロやせる」などと数字を目標にしがちです。

まず、ここからやめていきませんか？

数字はあくまでも目安でしかなく、どんなカラダのラインを描き出すかのほうがはるかに大事。なぜなら一人ひとり骨格や筋肉のバランスが違うので、一律に数字を当てはめることなんてできないからです。

ヨガという世界をもっと知りたくて、自分のカラダのしくみを知りたくて、私は以前32キロまでしぼったことがあります。

いちばん太っていた63キロから32キロへ。31キロも違うともう別人です。よけいな脂肪が落ち、ますます筋肉がついたので、ヨガのポーズはとりやすくなりました。数字だけ見ると達成感もあります。

だけど、ふと、「なんのためにヨガをしているのかな……」と思いました。

わたしの理想はずっとバービー人形です。波打つ金髪、くびれたウエストに上向きのバスト、小ぶりなヒップ。

31キロのわたしは全然違っていました。

数字は目安。なりたいイメージがあなたを後押ししてくれる

いまの時代、美しさと健康は切り離すことができません。

健康だから、美しい。

だから、きれいになるためにに「やせましょう」とお伝えしたいのではなく、どこかひとつでも自分のカラダに自信が持てるようになってもらえるといいな、って思います。

「自分はちょっとぽっちゃりしているけど、この脚のラインだけは自分でもお気に入り」とか、「キュッと上がったお尻がじつは自慢」とか。

自分に少しでいいから自信をもてるきっかけを与えてあげると、心も明るくなりますよね。

誰だって、歳を重ねても心のどこかでは美しくいたいと思っているはず。

でも美しさの形は人それぞれ。自信がもてればそれでいい。

だから目標を立てるなら、数字よりもなりたいイメージを！

「ウエストにくびれがほしい」とか「脚をまっすぐにしたい」とか、そういったなりたいイメージ像が後押ししてくれます。

でも、どうしても数値の目標を決めないと……という人は、1カ月で最大マイナス0・5キロずつ減らしていくことをおすすめします。

0・5キロをきっちり減らしていく。

これを続けていけば、健康的に1年間で6キロ減らすことができますし、このくらいのペースが無理のないダイエットなのです。

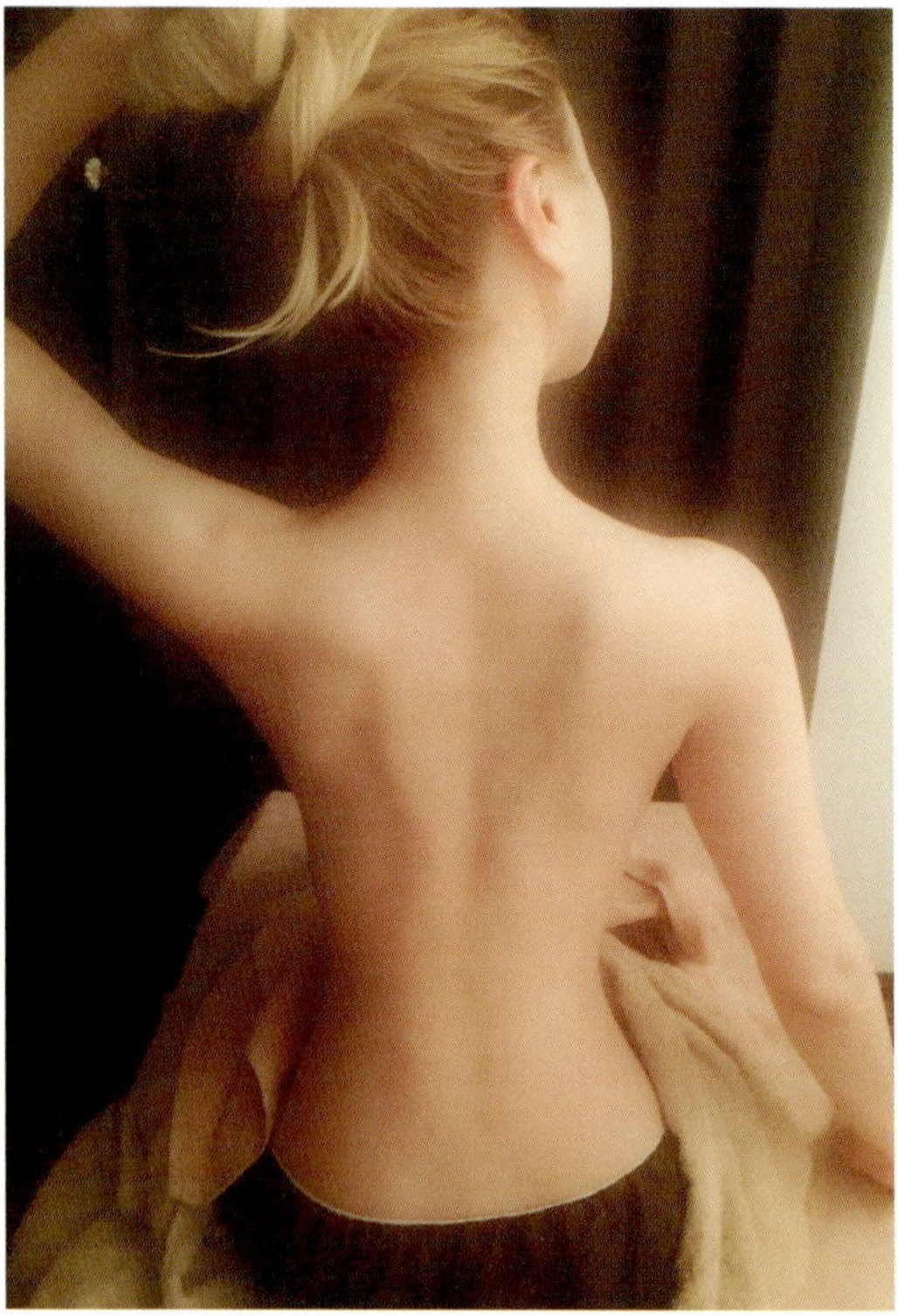

ayaヨガの到達点は「やせる」ではなく、ラインを美しく、です。力を抜くとしなやかに見え、インナーマッスルを浮き出たせることで強さも出せるボディなのです。

day {02}

リバウンドが怖いのは
カラダを内側から老けさせるから

ダイエットにつきものなのがリバウンドです。リバウンドしたら何が問題なのか、何が怖いのかをお話ししますね。

リバウンドすると「また太っちゃった」と落ち込みますよね。自分を責めてしまうといったお悩みもよく聞きます。リバウンドがメンタル面に与える影響、まずこれがやっかいです。

表面的にはただ体重が増えたり、減ったりをくり返しているように見えますが、想像以上にカラダへのダメージがあります。

やせたり太ったりというリバウンドをくり返すと、体型の変化に合わせて皮膚も伸び縮みします。多少の変化なら問題ありませんが、10キロ以上の2ケタ単位で体重が増えたり、減ったりした場合、皮膚の伸び縮みの幅も大きくなります。

これがわたしたちのカラダを老けさせるのです。

3キロ以上の増減をくり返すなら〝なにか〟を改善するとき

「はじめに」でお伝えしたとおり、じつはわたしにも急に体重が増えた経験があり、そのためにできた皮膚割れがありました。体重の変化に皮膚の成長が追いつかず、皮膚にひびのような線が入ってしまうのですね（その後、根気強くオイルマッサージを続けることで消すことができました）。

もちろん、内臓や血管など、カラダにとっても負荷になるので、健康にもダメージが出ます。体重の変動の幅が小さいということは、美容のためだけでなく、健康のためにとても重要なことなのです。

女性の場合は生理があり、周期的にむくみやすくなる期間があるので、2キロくらいの幅なら気にしなくもいいと思います。

でも、3キロ以上の増減がくり返しある場合は、確実に何かを改善したほうがいいというサインです。

美しいカラダには「つまり」がない。

だから気持ちよくいられる

わたしが考える美しいカラダは、細すぎでもムキムキでもなく、女性らしいカーヴィなライン、よけいなものがないカラダです。

そんな美しいボディラインを描く方法はいろいろありますが、わたしがいちばん重視しているのは、「つまり」がないこと。「つまり」とは、関節やリンパの滞りを意味します。

「つまり」があると代謝が悪くなり、体内の老廃物が排出されにくくなるだけでなく、カラダの動きもぎこちなく、どこかスッキリとしません。

カラダの「つまり」を体感してみる実験

わかりやすくカラダの「つまり」を体感してみましょうか。次の動きをマネしてみてください。

1. 右手の中指と薬指をピタッとくっつけて（ほかの指は離れていてＯＫ）息を吸い、息を吐きながら右腕を真横の位置まで上げます。上体の位置はまっすぐキープしながら、腕はもっと伸ばせることをイメージし、大きな

「つまり」を体感してみましょう

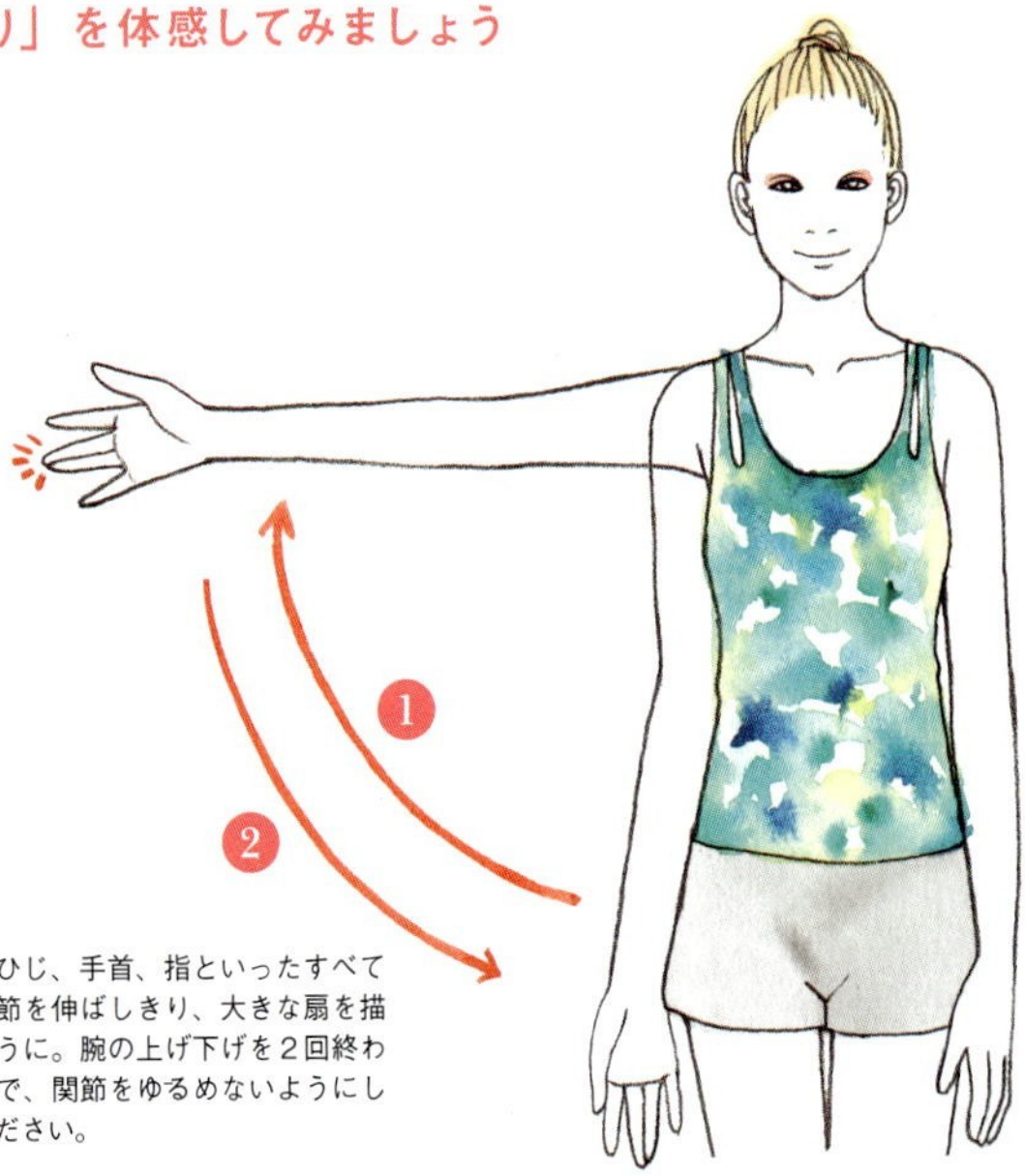

肩、ひじ、手首、指といったすべての関節を伸ばしきり、大きな扇を描くように。腕の上げ下げを２回終わるまで、関節をゆるめないようにしてください。

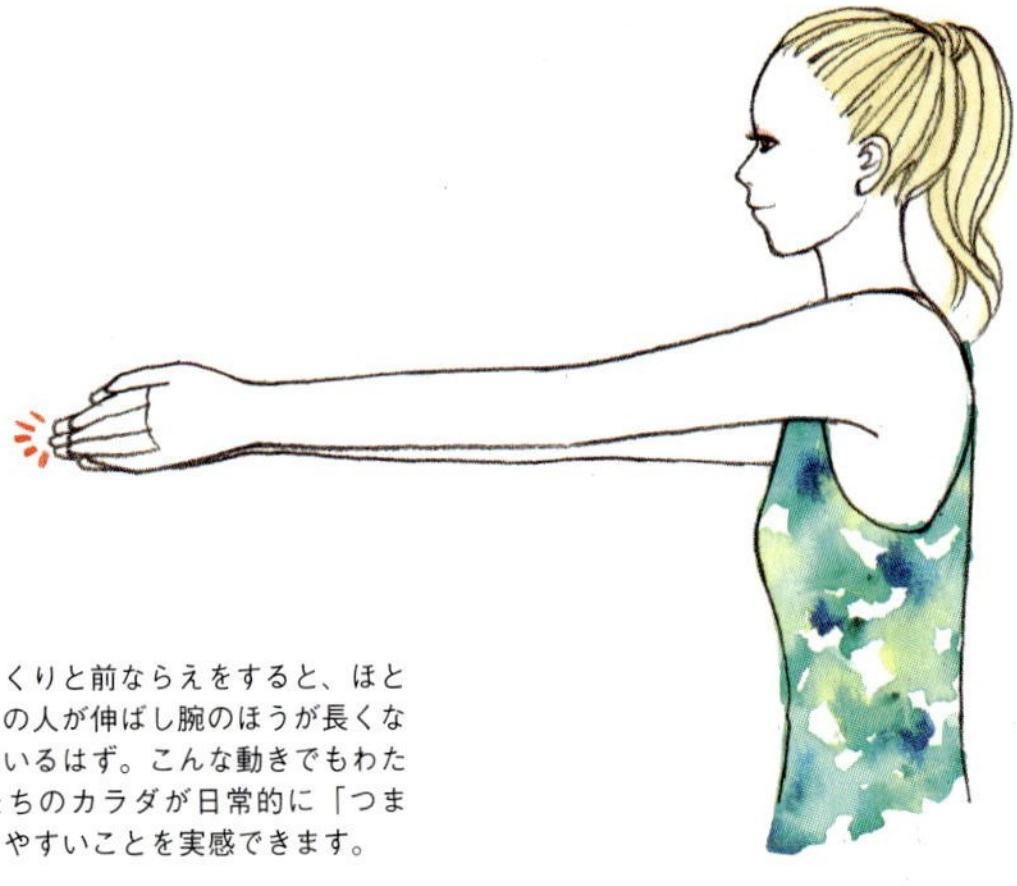

ゆっくりと前ならえをすると、ほとんどの人が伸ばし腕のほうが長くなっているはず。こんな動きでもわたしたちのカラダが日常的に「つまり」やすいことを実感できます。

扇を描くように。

肩、ひじ、手首、指といったすべての関節を伸ばしきり、ピリピリくるのを感じてください。

❷ 真横の位置まで上げたらそのまま息を吸い、今度は息を吐きながら腕を下げます。このときも関節はゆるめることなく伸ばしたままで。❶、❷を2回行います。

ではゆっくりと力を抜き、前ならえをしてみましょう。いかがですか？　伸ばした右腕のほうが、左腕より長くなっていませんか？　これがいわゆる、関節の「つまり」がとれた状態です。

この動きは専門用語で「エロンゲーション」（伸び、伸縮を意味）という手法を取り入れたもので、体幹と手足を同時に伸ばすことで柔軟性と筋力、バランス能力を高める作用があり、リハビリテーションの現場でも採用されています。

これは一瞬の効果なので、カラダが本当に変わることとはまた少し話は違いますが、ちょっとしたカラダの動かし方で腕がこんなに長くなるということは、脚だって……そう、長くなります！「つまり」をなくすことで、カラダは変えられるのです。

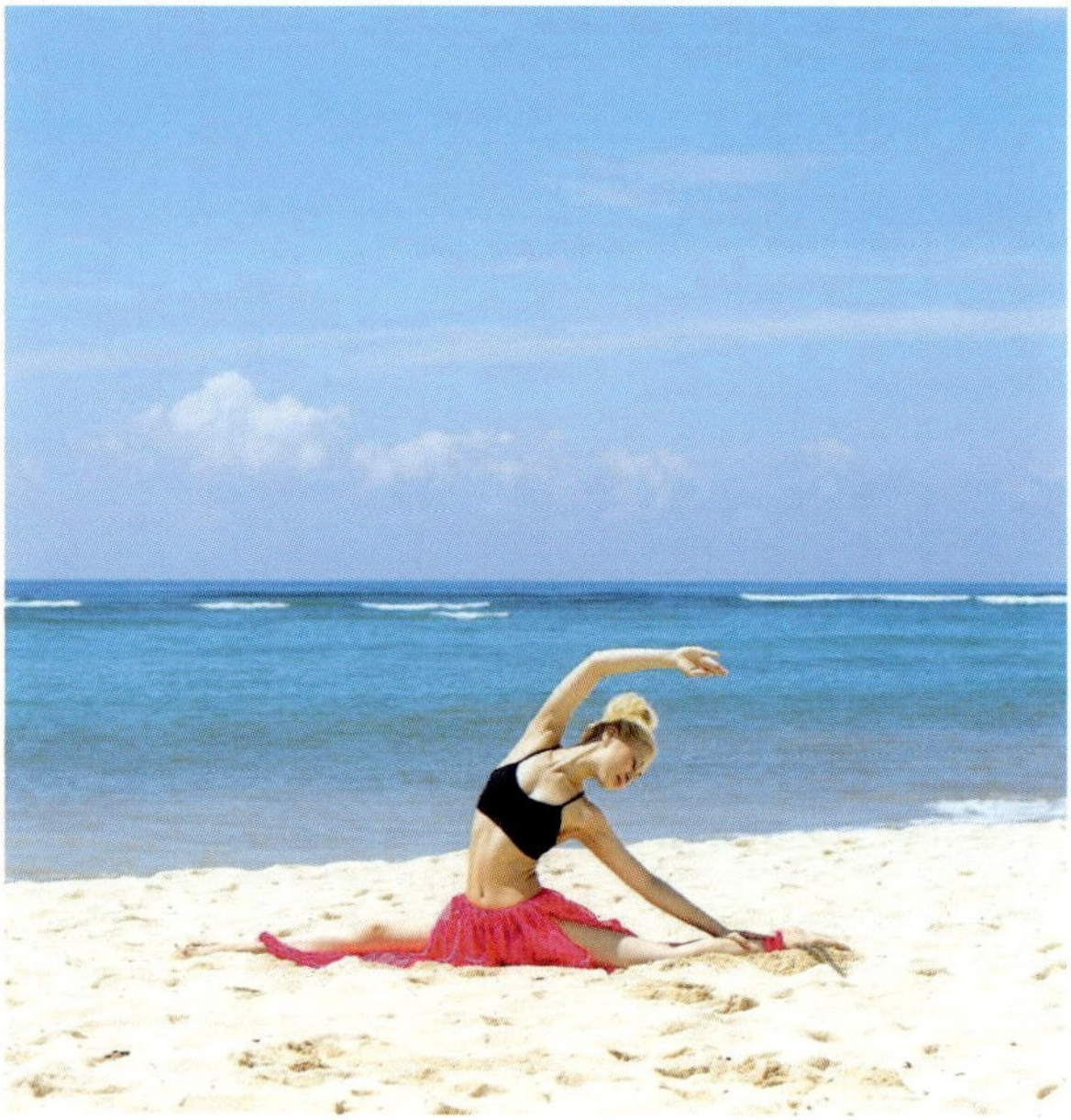

つまりがないと、カラダはとても気持ちいい！　先日とある２つの検査機関で「老けにくいカラダ」というられしいお墨付きをいただきました。なんと1/3000人の超健康体！

「つまり」をとる もっとも簡単な方法は「かかと上げ」です

関節とは骨と骨をつないでいるジョイント部分のこと。この関節にくっついている筋肉の伸び縮みによって関節そのものを動かし、カラダを動かすことができます。

日常的に猫背になっていたり、ひざが曲がっていたり、偏ったカラダの使い方をしていませんか？　それが習慣になってしまうと関節や筋肉の伸縮が悪くなり、関節の可動域がせまくなります。そして、カラダを動かすときに引っかかるような感覚が生まれます。

この引っかかるような状態こそが、関節の「つまり」です。

関節がつまると、腕や脚が短くなるだけでなく、血液やリンパの流れも滞ります……全然いいことがないのです！

ですが逆に考えれば、「つまり」がとれればカラダのラインは変わるし、体重が減ったりします。

カラダをしぼりたいときに、必ずしも激しい運動をする必要はないのです。

効果はひざ裏や骨盤まわりに表れる

「つまり」をとるもっとも簡単な方法としては、「かかと上げ」がおすすめです。

一般的には「かかと上げ」をするとふくらはぎが鍛えられて、足首がほっそりすると言われていますが、「かかと上げ」の効果は、じつはひざ裏や骨盤まわりに表れます。

かかとを上げて立つと、不安定な状態になりますよね。グラグラしないように、足の指1本1本がしっかりと地面を捉えようとします。

そのときにひざの裏が伸びる。これが大事！

ヨガのポーズには動物の名前ついたものが多いので、ときどき勉強のために動物園に出かけて、その動きを研究しています。

動物たちをジーっと観察していると、ひざ裏が伸びている動物はまずいません。そして背中もまっすぐじゃありません。なぜかというと、彼らは四足歩行だからです。

ライオンもトラも背骨がちょっと曲がっているし、足の股関節の可動域はとてもせまく、ちょこちょこ歩きます。

人間ももともとは四足歩行だったので、ほんとうはひざ裏を縮めたまま、猫背になっているほうがラクなのかもしれません。でも、いまは二足歩行をしているのだから、そのために必要なところをしっかり鍛えてあげないと、心地よくは生きられない。

とくにひざ裏が曲がっていると、太ももの筋肉がゆるみ、骨盤が倒れ、背中が曲がるという連鎖反応が起こり、気づけばおばあさんのような姿勢があたりまえになります。

さらにこの姿勢だと体幹に力が入らないので、腹筋や背筋が衰え、腰痛や便秘などのトラブルが起きたり、見た目でも健康面でも残念な結果になるのです。

股関節とひざ裏は美しいボディラインを描く、2大美的ポイントです。だから股関節の可動域を広くし、ひざ裏を伸ばしましょう。

伸ばすことで「つまり」がとれやすくなるので、血液やリンパが巡りやすいカラダになれます。

「かかと上げ」を行うときは、かかとを上げすぎないようにしてください。床から数ミリ離れているぐらいで大丈夫です。

かかとを上げすぎると、バランスをとることに意識が向いてしまい、腰が反ってし

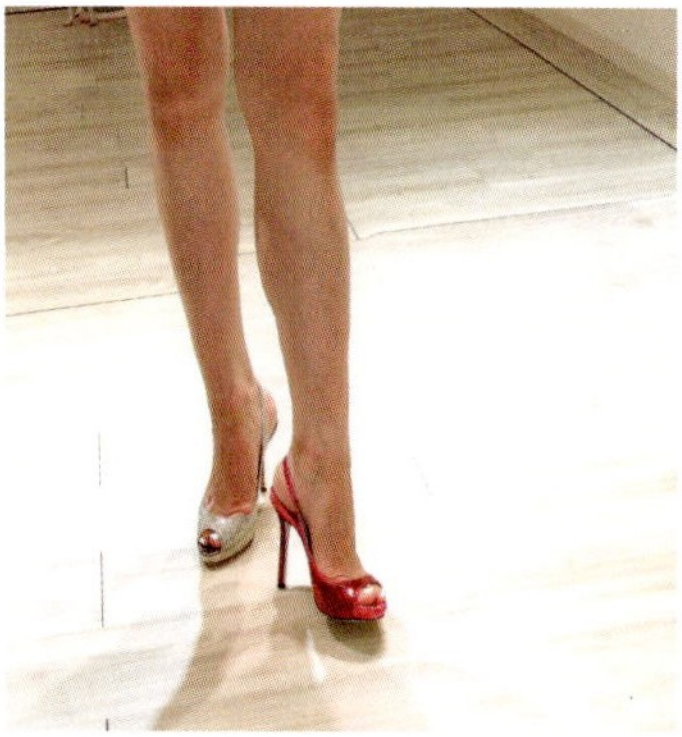

ピンヒールを履いたときが、まさにひざ裏が伸びた状態。ふつうに立った状態で伸ばすのはじつはむずかしく、かかとを上げるほうが簡単！　ちなみに写真は服に合うピンヒールを選んでいるところ。だから左右で靴が違うのです。

まいます。そうなると太ももの前の筋肉で支えようとするので、ひざ裏が伸びません。

くり返しますが大事なのは腰が反らないこと。だから数ミリで大丈夫！

かかとを上げると下半身が上に伸びようとするので、骨盤まわりの筋肉（専門用語では腸腰筋といいます）に刺激が入り、骨盤位置を正しい場所にリセットする効果があります。

「骨盤を立てる」という言葉を聞いたことはありませんか？「立てる」＝骨盤が本来の正しい場所にあることを意味しますが、かかとを上げると骨盤を立てることができるのです。

わたしは、家の中ではつねにかかとを上げたまま過ごしています。まずは3分間、思い出したときでかまわないのでかかとを上げてみてください。これを1日1回から数回行います。

「かかと上げ」は筋トレというより、筋肉に「こんな使い方もあるんだよ」と脳から筋肉に語りかけているという感じです。

たんに美脚だけを目的としない

人は生まれたときから老いに向かっていますが、使うことで「廃用」を防ぎます。

廃用とはリハビリテーション用語のひとつで、カラダの機能が役に立たなくなることです。極端な例でいえば、入院などで寝たきりの生活になると、退院してすぐは歩くのもきついですよね。そのようなことです。

老化は防げないけれど、日常的な廃用は改善していく。

使っていなければ使えなくなるけれど、「かかと上げ」という〝リハビリ〟で廃用は防げる。

日々の生活の中で、時々かかとを上げるだけで、筋肉に「いつでも動いてね」とやさしく刺激していることになります。それが無意識に美脚や美しい姿勢、ひいてはヨガに必要なバランスにつながっているのです。

家ではいつも「かかと上げ」

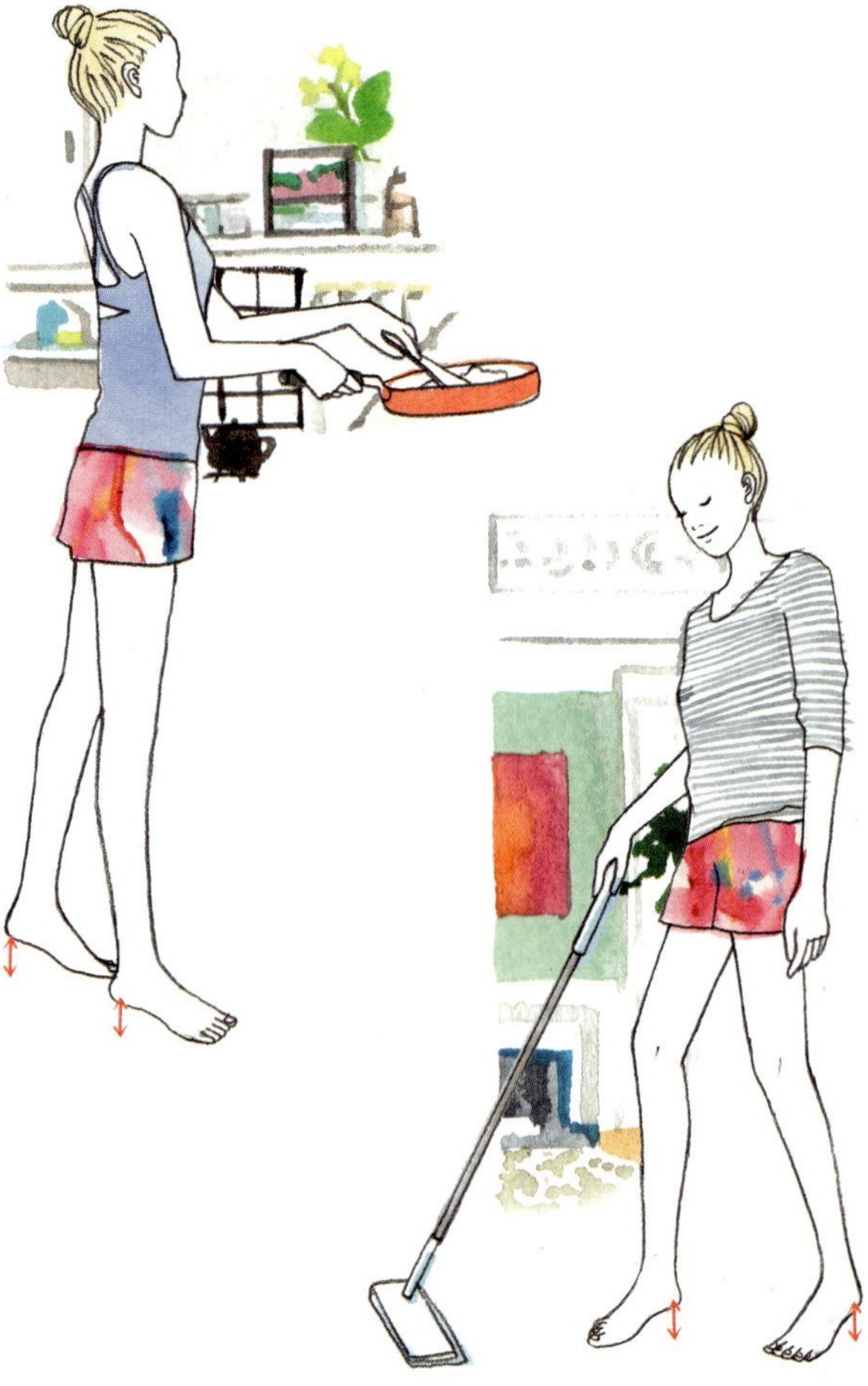

料理や掃除をするときも「かかと上げ」で過ごします。もはやかかとを上げているほうが自然になってきました。これだけでもいい運動です。

股関節とひざ裏は美しいラインを描くための2大美的ポイント

立っているときだけでなく、座っているときでもひざの裏を意識的に伸ばすことができます。

座っている間はひざ裏が縮んでつまりやすくなっているので、次のような座り方をしてひざ裏を伸ばすようにしています。

《やり方》

❶ 椅子に浅く座って脚を伸ばし、少し上半身を前に傾ける

❷ 片方の足首にもう一方の脚をのせるように組み、時々組み替える

ひざを伸ばすことで下半身の流れがよくなりますが、いつも同じ脚をひっかけるようにするとそれはそれで偏りになるので、時々脚を組み替えます。

わたしはフライトの最中や空港での待ち時間、打ち合わせのときなどによくこのような座り方をして、下半身をリセットしています（自宅ではほとんど立っていることが多いのです）。

とくに、デスクワークなど、日常的に座っている時間が長い人におすすめ

股関節とひざ裏はできるだけ伸ばす

浅く座って、ひざ裏を伸ばすのがポイント。座っているときは誰でも股関節とひざ裏が縮まっています。オフィスワークなどで座っている時間が長い人ほどぜひ取り入れてほしいプチエクササイズです。

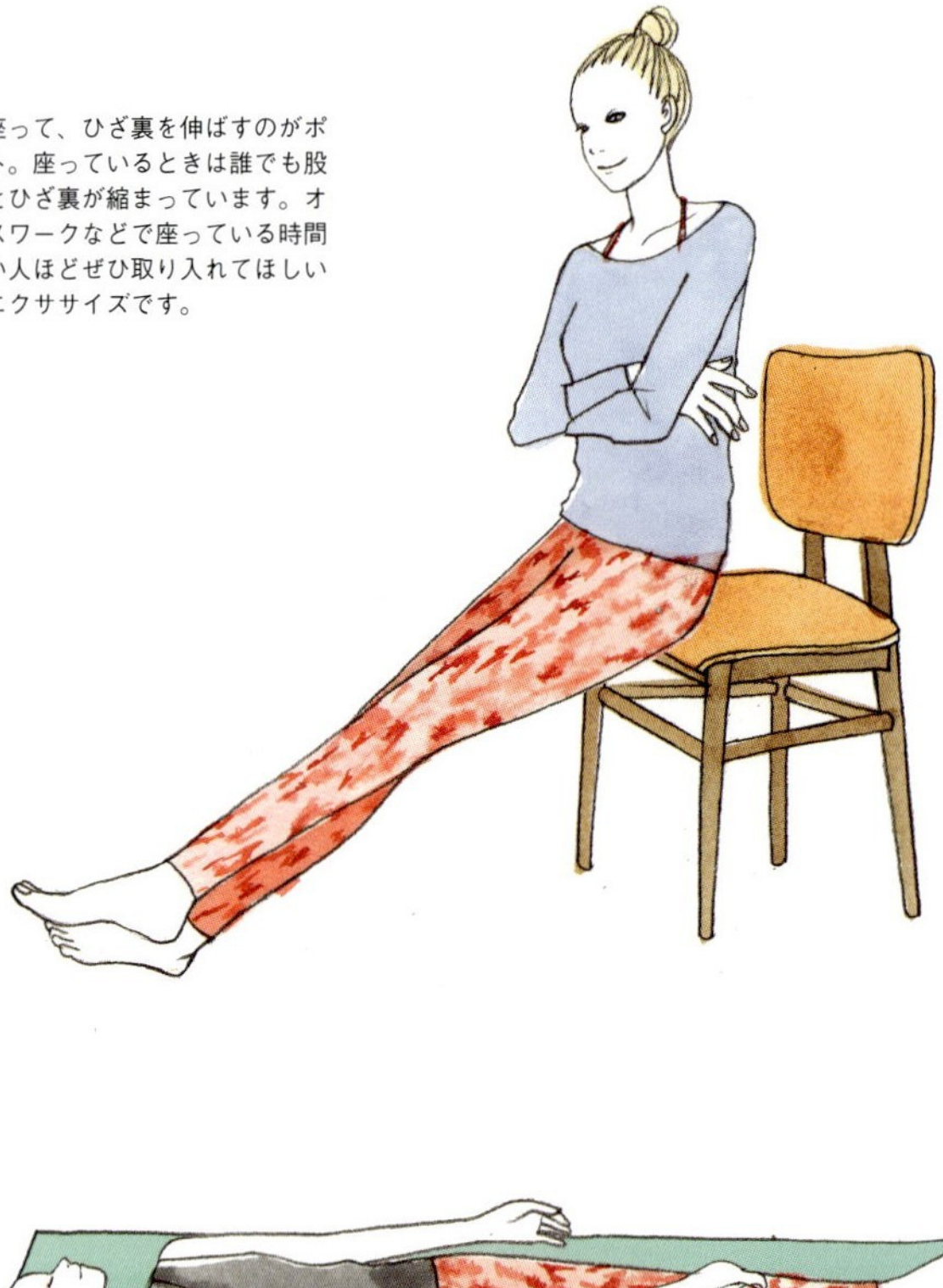

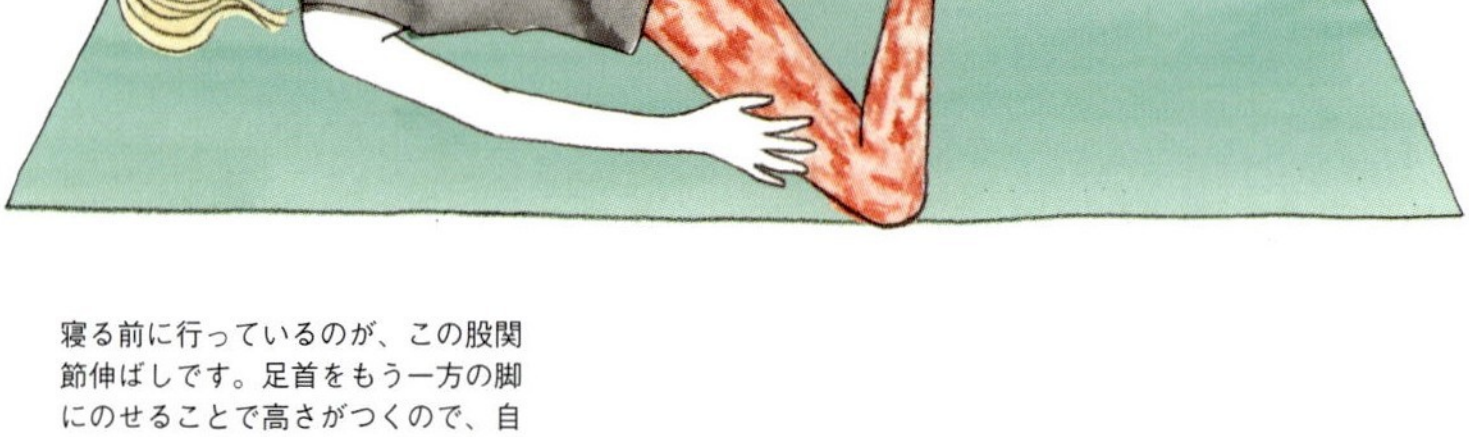

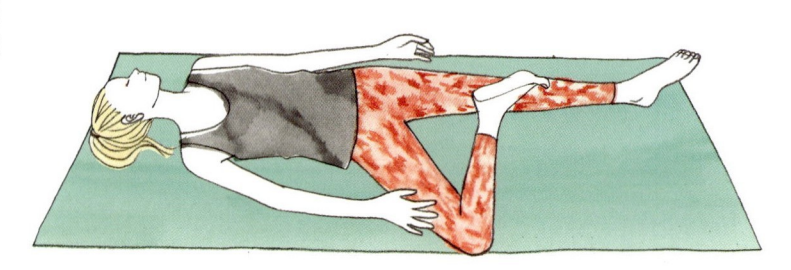

寝る前に行っているのが、この股関節伸ばしです。足首をもう一方の脚にのせることで高さがつくので、自分自身の脚の重さで股関節を伸ばすことができます。

め！　ずっと座りっぱなしだと腰まわりが重くなったり、むくんだりしますが、時々ひざの裏を伸ばすことでスッキリします。

どちらも伸ばすことでスイッチが入る

ついでに、寝る前に行う「つまり」解消ポーズもお伝えしましょう。
これは、ひざ裏と同じぐらいつまりやすい股関節を伸ばす方法です。

《やり方》

❶ 一方の脚は伸ばしたまま、もう一方のひざを曲げて外側に倒す
❷ 曲げたほうの足首をもう片方の太もものあたりに置き、ひざを下げて股関節を伸ばす
❸ そのまま1～3分ほどキープしたら、逆の脚も行う

自分自身のひざの重さを利用して股関節をグーっと伸ばせるほか、腰も伸びるので腰痛の人にもおすすめです。

day {06}

ウエストのくびれは腹筋ではなく肋骨でつくるもの

キュッとくびれたウエストは女性の憧れ。でも体重を落としたところで、腹筋をしたところで、ウエストにくびれができるかといえば……できないですよね。

じつは**ウエストのくびれって「肋骨でつくる」**ものなのです。

日本人女性にずん胴気味の体型が多いのは、全般的に肋骨の位置が下がりぎみだからです。これは東洋人だからといった人種的な体型の特徴ではなく、生活習慣によるもの。

腰が反った状態（反り腰といいます）になると、お腹から浮き上がるように肋骨が持ち上がり、外側に広がるようにゆがみます。そして、肋骨が広がって開いたところに内臓が落ち込み、腸や子宮を圧迫するだけでなく、そのまわりに内臓脂肪もつきやすくなるので、よけいにずん胴になってしまうのです。

くびれと肋骨の位置関係を知る

肋骨が下がっているかどうかがわかるちょっとしたテストがあるので、一緒にやってみましょう。

《やり方》

❶ 手を広げ、「電話するね」の形にする

❷ 小指を腰の骨にあて、親指を肋骨のほうに伸ばす

腰骨と肋骨のいちばん下を結んだときに、小指と親指がしっかり広げられればＯＫ。広げられないようであれば、あなたの肋骨は下がっているということです。

でも、大丈夫。肋骨のゆがみは自分で変えることができます。しかも呼吸で！

呼吸に必要な筋肉（呼吸筋）には横隔膜と肋間筋があります。

横隔膜は肋骨の内側にあって、肺とほかの内臓を隔てている筋肉です。肋間筋とは文字どおり、肋骨の周辺にある筋肉のことです。

鼻からゆっくり息を吸ってみてください。

そのときお腹をプクッとふくらませるのが横隔膜を使った呼吸、いわゆる腹式呼吸です。ヨガはおもにこの呼吸で行います。

息を吸うと肺が広がり、横隔膜が押し下げられるためにお腹がふくらみます。

一方、肋間筋を使って呼吸すると、息を吸ったときにお腹がへこみ、みぞおちが引き上がって肋骨が上がった状態になります。これがいわゆる、胸式呼吸と呼ばれるものです。

わたしたちは日常的に胸式呼吸をしています。ですが、呼吸が浅く、ほとんどの人は肋間筋が発達していないのです。そのため肋骨の位置が下のほうにあり、ウエストのくびれがない状態になっています。

ウエストのくびれをつくるのに、体重を減らしても、腹筋を鍛えても意味がないのは、肋間筋を鍛えることができないから。

そこでヨガの腹式呼吸に胸式呼吸のメリットを取り入れ、くびれのためにオリジナルで考案したのが「腹胸式呼吸」です。肋間筋を刺激し、鍛えることで肋骨を締め、持ち上がった状態をキープ＝くびれができるというわけです。
この呼吸法でヨガを行うことも多く、そのせいもあってか、わたしの腰骨と肋骨の間の距離は、親指と小指を最大限に広げてもまだ届かないくらいです。

肋骨を引き上げてキープする腹胸式呼吸

では、肋間筋を使って肋骨を引き上げる呼吸法をやってみましょう。

《やり方》

❶ みぞおちを引き上げるように鼻から息を吸う。このときに腰を反らせないように注意！　背中に定規が入っているとイメージする
❷ 鼻から息をゆっくり吐きながら、肋骨の下にある肋間筋を内側に入れるような意識をする

息を吸ったときにお腹がへこみ、左右の肋骨の下の部分と肋骨の付け根（左ページ下イラスト参照）を結んだ線で正三角形ができれば、ちゃんと肋間筋を使って呼吸が

肋骨の位置をチェック＆腹胸式呼吸のコツ

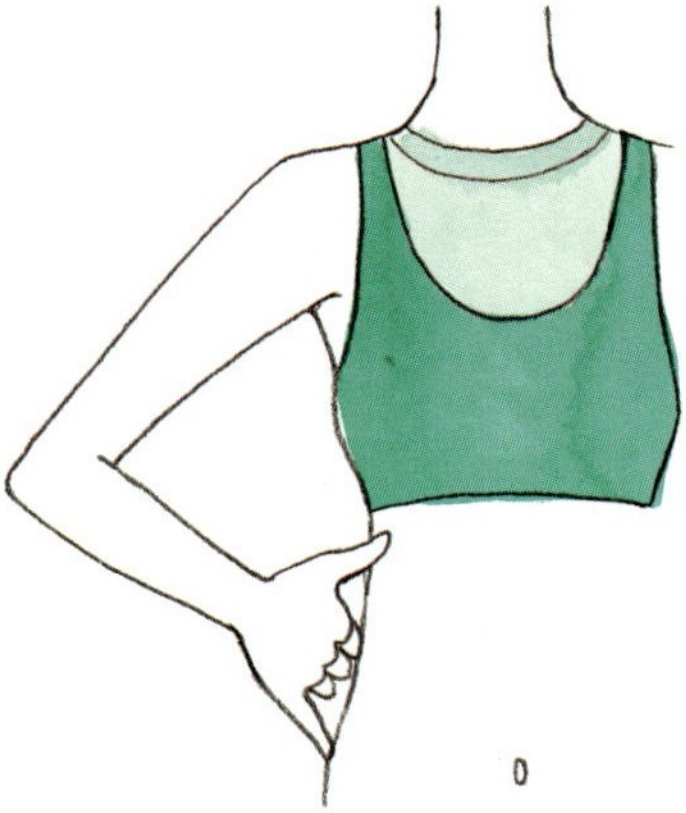

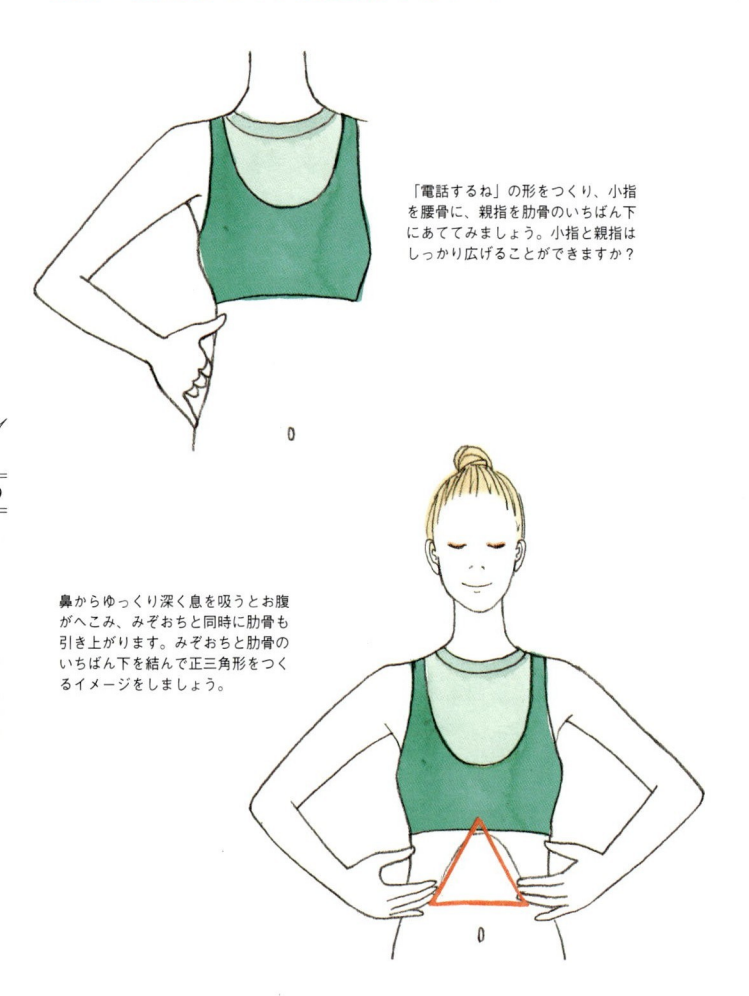

「電話するね」の形をつくり、小指を腰骨に、親指を肋骨のいちばん下にあててみましょう。小指と親指はしっかり広げることができますか？

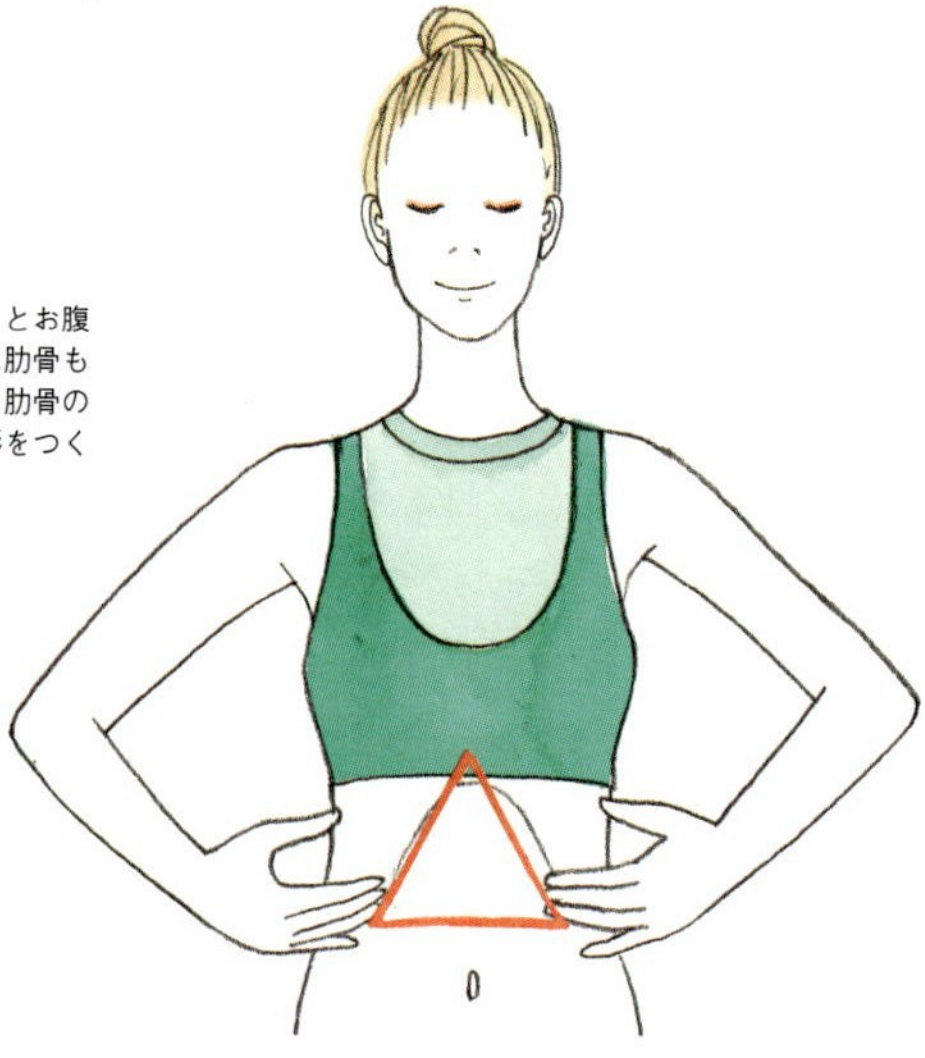

鼻からゆっくり深く息を吸うとお腹がへこみ、みぞおちと同時に肋骨も引き上がります。みぞおちと肋骨のいちばん下を結んで正三角形をつくるイメージをしましょう。

ちなみにわたしは、呼吸が浅くなるのでワイヤーの入ったブラジャーを使っていません。

できている証拠です。

ヨガのおもな呼吸である腹式呼吸についても解説しますね。腹式呼吸で息を吸うと肺と横隔膜が押し下げられて広がり、内臓が押し付けられます。

逆に息を吐くときには胸のほうに引き上げられ、お腹がぺったんこになります。

このシンプルな反復運動にはすばらしい効果があります。

内臓が大きく上下し、そのたびに血液やリンパの流れが促されるので、腹式呼吸は内臓を元気にする呼吸でもあります。代謝がよくなり、内臓から健康になれます。

腹筋のトレーニングにもなります。引き締まったお腹にはスーっと縦にラインが入っていますが、これは腹直筋という筋肉ががんばっている証拠。さらに、肋間筋を使っていくことで、お腹の縦のラインもうっすらと出てきます。

くびれに、お腹の縦ラインに――お腹まわりの美しさは、呼吸からはじまります。

day {07}

遺伝をも超えて

キュッと上がったヒップを目指す！

お尻ってもっとも年齢が出やすいところだと思いませんか？

お腹は少しくらいたるんでいてもいいと思うのです。それは女性ならではのふくよかな魅力のひとつだから。

でもお尻が下がっていたら、やはり一気に老けて見える。脚も短く見えてしまいますよね。

これはわたしの個人的な感覚なのかもしれませんが、お尻が下がっているとお尻と太ももの間に吹き出物が出やすいように思います。

一般的に、肌がこすれるといった摩擦刺激があるところに吹き出物ができたり、色素沈着したりします（そのため、Tバックを愛用し、家ではパンツをはかないこともあります）。お尻がたれている分、こすれる面積が増えるのでしょうか……とにかく吹き出物ができやすくなる！

脚を上げるときに使われる腸腰筋《ちょうようきん》がポイント

そんなこともあり、わたしも日ごろからヒップアップのために腸腰筋を鍛えています。

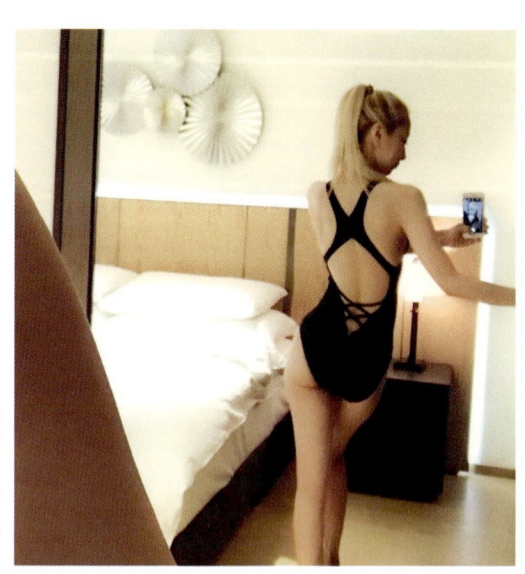

見えないところほどカラダのチェックは入念に。お尻って若さの象徴だと思っています。インスタグラムにアップしてみなさんに自分の姿をお見せすることもよい緊張感につながっています。

腸腰筋というのは、骨盤と太ももの骨（大腿骨）、背骨（腰椎）をつなぐ筋肉のこと。さまざまな働きがありますが、おもに骨盤をグッと引き上げて正しい位置にキープする働きがあります。

また、ひざを持ち上げるときに使われる筋肉なので、歩いたり、走ったりするときには腸腰筋の働きは不可欠です。

欧米やアフリカの人たちのお尻がキュッと上がっているのに対し、アジア人のお尻はどちらかというと扁平です。なぜかというと、欧米やアフリカの人たちのほうが腸腰筋が発達しているからです。

わたしたちアジア人は腸腰筋が弱いので、骨盤を引き上げてキープするのが大変。その結果、骨盤の位置が後ろに傾き、お尻の位置が下がり気味になっています。

また、ひざを持ち上げる力が弱いと脚の外側の筋肉に頼って歩いてしまうため、ふくらはぎの外側の筋肉ばかりが発達してしまい、外に、外に、重心が向かい、O脚に近づきます。

O脚の問題は見た目だけでなく、股関節やひざ関節をつまりやすくすること。さらに、腰が反って腰痛になったり、腰のあたりに脂肪がのってきたりします。


腸腰筋が下半身に与える影響が大きいということは、逆に、腸腰筋を刺激して骨盤を正しい位置に戻すだけでヒップアップできるし、脚の悩みも解消できるということ！

腸腰筋を働かせるもっとも簡単で、シンプルなエクササイズを紹介しましょう。

用意するものは、消しゴムをひとつ。

《やり方》

❶ 自然に足を開いて立ち、坐骨（お尻の下にある尖った骨のこと。座ったときに座面にあたる骨）を軽く寄せる。

腸腰筋エクササイズ

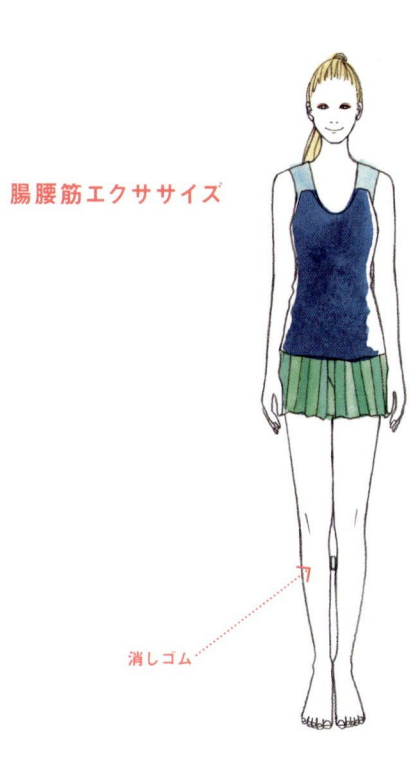

消しゴムほどの小さいものをはさむのがポイント。消しゴムを落とさないようにしようとするとお尻の奥のほうに力が入り、これだけでお尻から太ももにかけてキュッと上向きになってきます。

② ①の状態で背骨を上に伸ばす。胃を引き上げるようなイメージで。

③ ふくらはぎの間に消しゴムをはさみ、両ひざを寄せる。そのまま最後に、肩の力をフッと抜く。

じつはこの姿勢こそが、正しい姿勢です。ひざを寄せる感覚を意識できるようになると、腸腰筋に刺激が入ります。

また、背中、腰、お腹、お尻、太ももの筋肉がバランスよく使われ、どこかの筋肉だけががんばっていることがありません。

day {08}

階段を自力で上るより下るほうが美脚になれる

運動不足解消のために、または筋力アップのために、上りだけでもなるべく階段を使うという人も多いのではないでしょうか。

でも、スラッとした美脚を目指すなら、上るときではなく、下るときこそ自分の足で。

階段を上るときは、グッと足を踏み込みます。その際、筋肉は縮みながら力が入るので、ひざの裏が縮んで負荷がかかります。

また、おもに太もも前面の大きな筋肉を使うので、ここがパンパンに張ってしまい、どちらかというと筋肉のついたたくましい脚になってしまうのですね。

一方、階段を下りるときの動きはというと、筋肉を伸ばしながら力が入る動きが中心です。

ひざの裏が縮まることなく、太ももに負荷がかかりにくいので、太ももの前が張らないし、疲れにくい。ほどよく筋肉のついたしなやかな美脚がつくれます。

I love Taiwan

台湾はヘルシーフード天国！

01疲れたカラダに薬膳ゼリーをチャージ。02朝はフレッシュジュースでスタート。「ムータン」（無糖）と言わないと砂糖入りになるので注意。03豆花《トウファ》にはスイカとマンゴー、タピオカがたっぷり。04台湾に来てからプラムジュースにハマり中。05大好きな蟹を手に振り切れているわたしです。06さまざまな野菜がいただける薬草鍋。07カラダを冷やしたくない女子にとって、スープが充実している台湾料理は美容食。08ごまの味が濃くてお気に入り。09世界でもっとも鮮やかな村、台中市春安区の眷村へ。10やっぱり小籠包ははずせない。

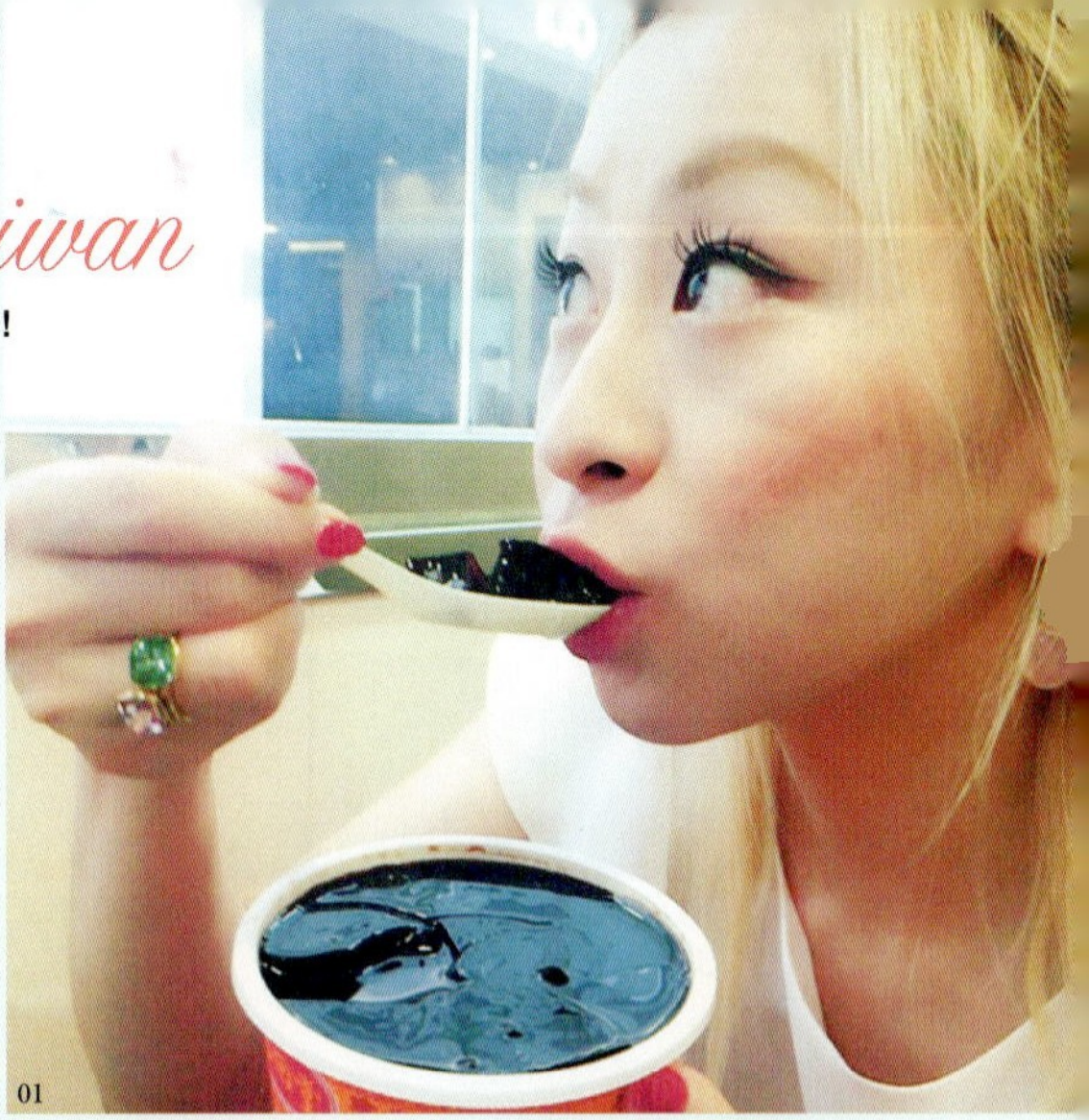
01

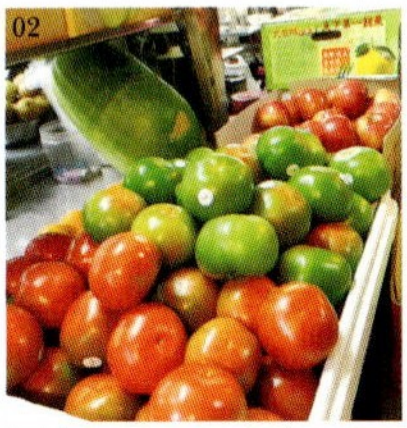
02

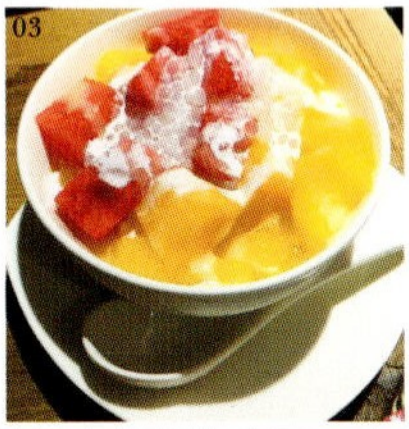
03

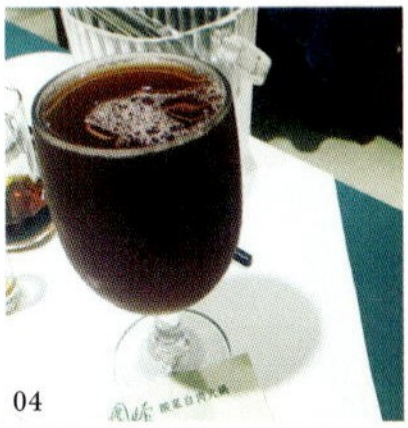
04

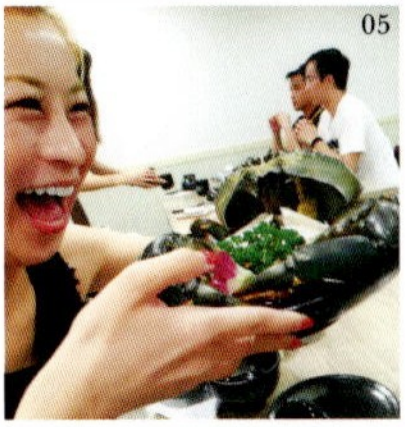
05

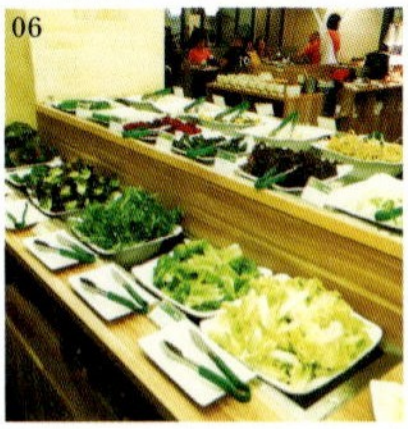
06

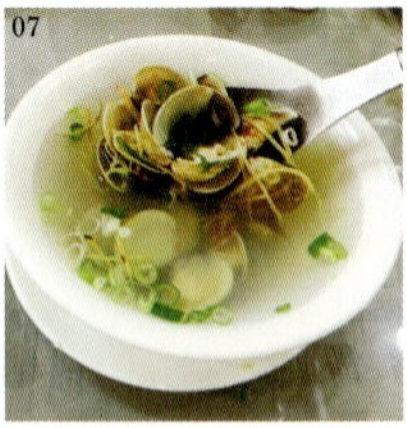
07

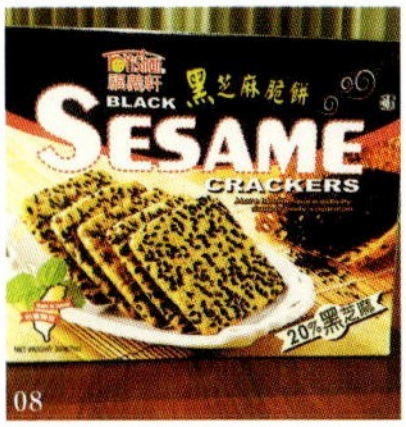

08

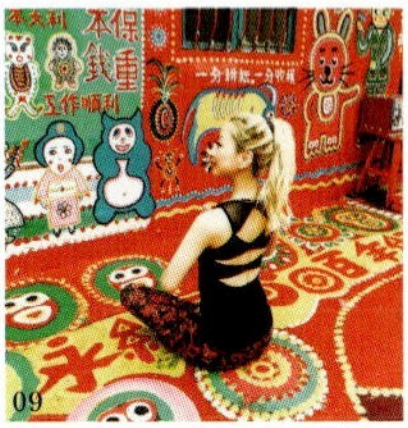
09

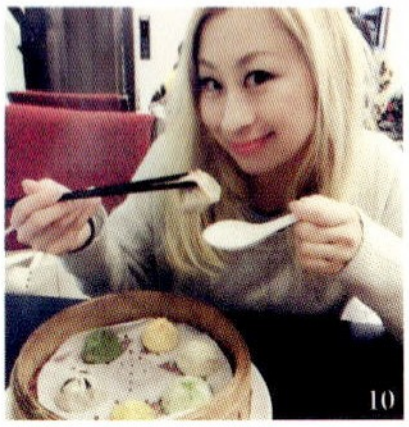
10

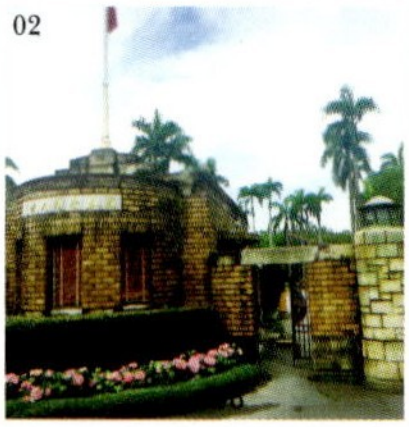
02

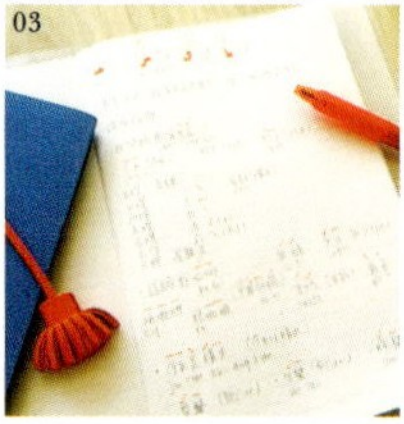
03

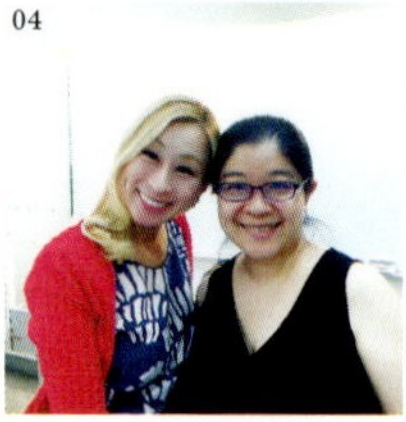
04

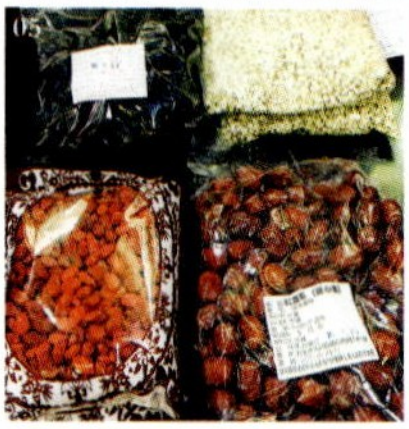
05

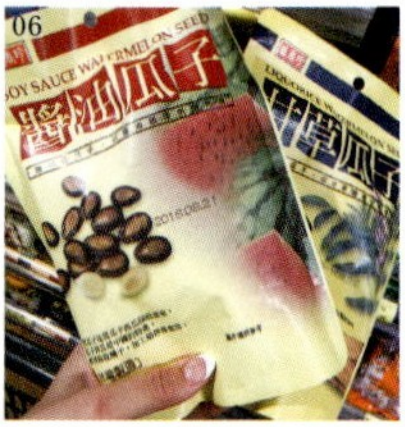

06

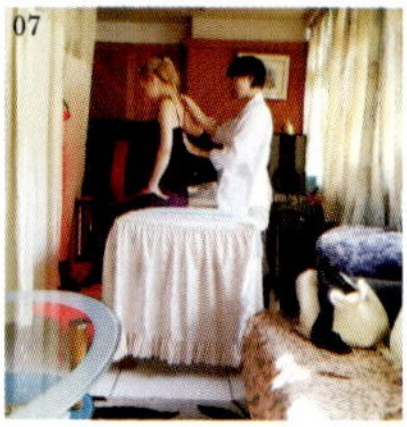
07

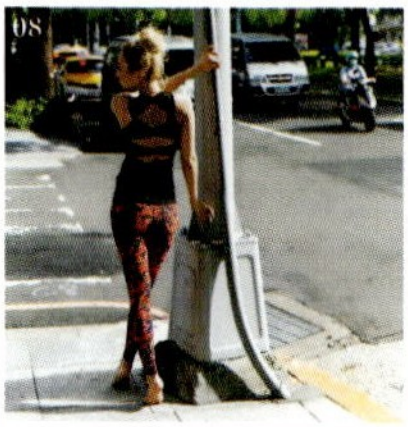
08

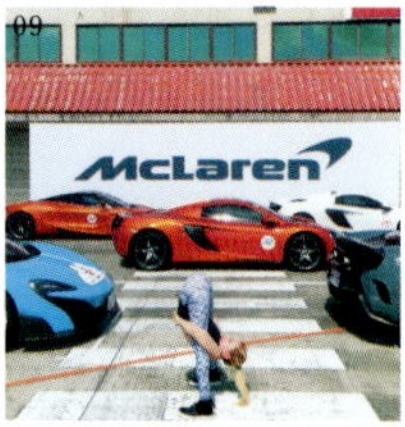

09

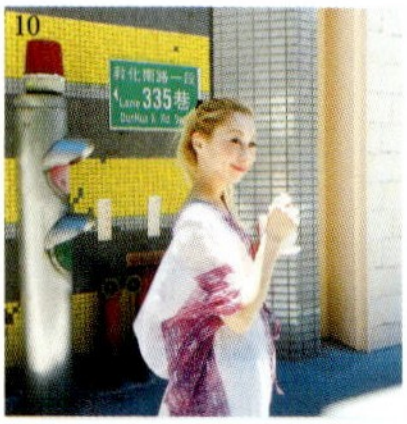

10

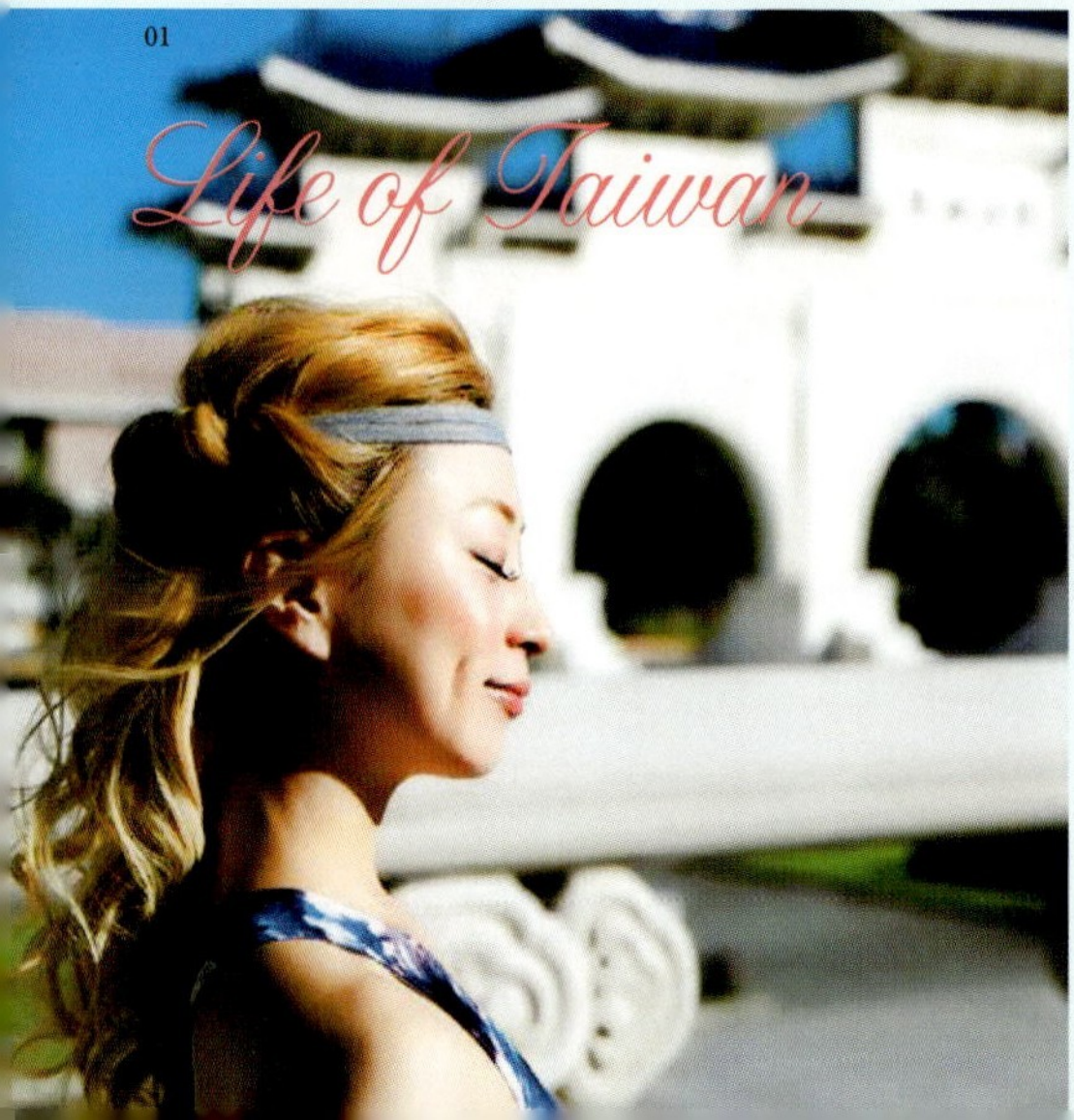

01

アジアにヨガを広めたい

01 2017年から台湾に留学しています。将来はここを基点にアジアにヨガを広めるのが夢。02通っている大学。クラシカルで味がある建物です。03中国語の勉強は頭の中で四声にヨガのアーサナを当てはめてく独自の勉強法を採用。04中国語の林先生と一緒に。05漢方鍋用の薬膳はおもに台湾で入手しています。06むくみとりに最適なおやつ用のスイカの種。07台湾はわたしのカラダづくりに必要な場所のひとつ。絶大な信頼をよせている神経経路の先生のところに必ずうかがいます。08台湾での撮影中のひとコマ。09街角でヨガポーズ。10台湾には「素食」というベジタリアンフード文化があり、日本より進んでいます。スイーツもヘルシー。

01,08撮影／Derek Chiu
ヘアメイク／鵜林理恵

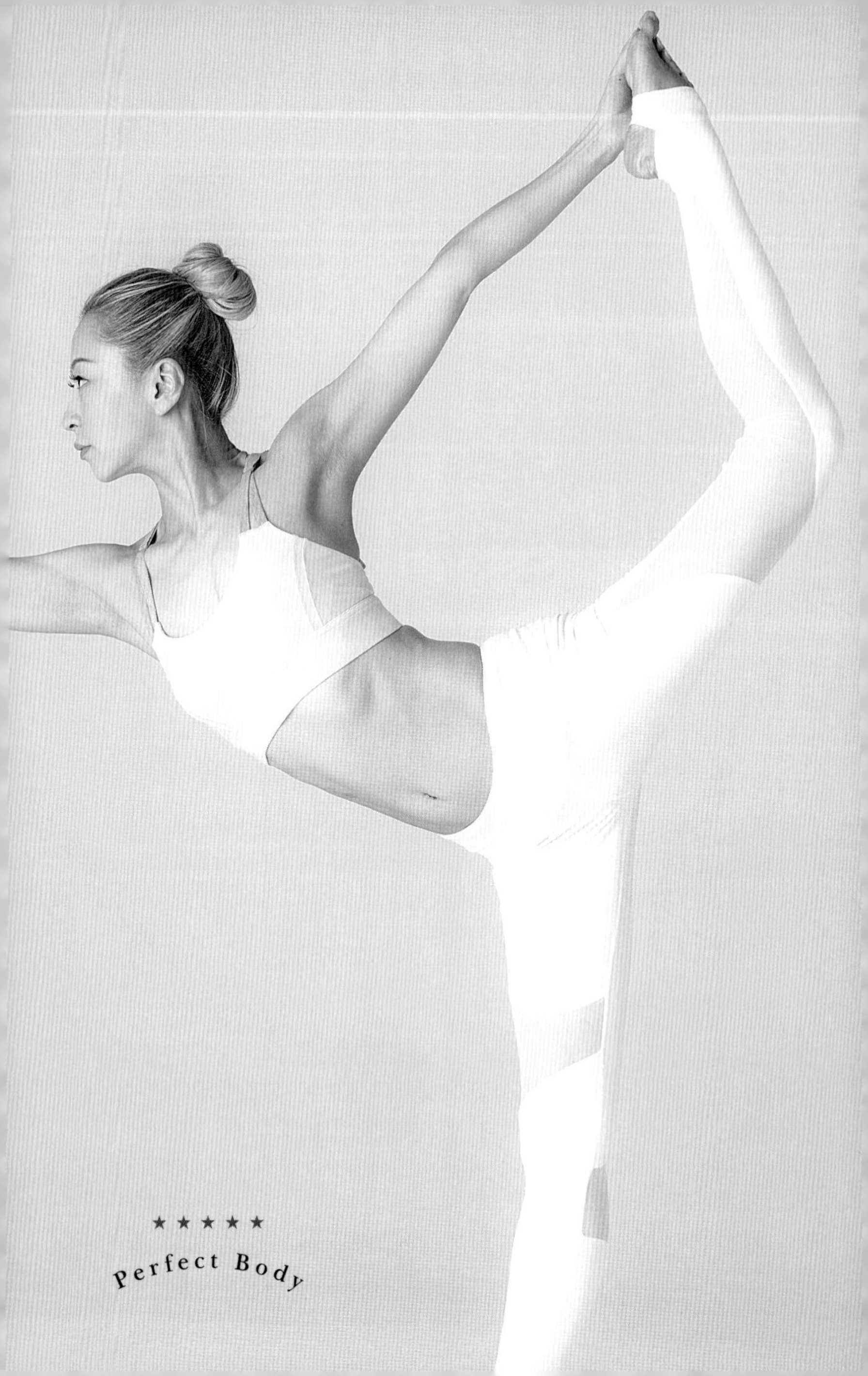
★★★★★
Perfect Body

Chapter 2

内側から輝くわたしをつくる食事のルール

day {09}

あなたのカラダは言葉よりも雄弁に現状を語る

わたし自身が長年ヨガと向き合い、またヨガクリエーターとしてたくさんの生徒さんの指導に当たってきたなかで、いまではその人のカラダつきを見ただけでご本人の食生活の傾向がわかるようになりました。

これは個人的な観察によるものですが、実際に生徒さんに聞いてみると当たっているケースが多いので、あながち間違いではないでしょう。

たとえば、肌がくすんでいるのは、カフェインを摂りすぎているケース。カラダの線は細いのに、二の腕だけ太いという人は、たいてい冷たいものをよく口にされていることが多いです。

お腹がタプタプしているのは、やはり脂質の摂取量が多いから。カフェラテを頻繁に飲んでいる（牛乳を入れる分、脂質が増えます！）、チーズなどの乳製品が好きなことが多いようです。

お尻まわりや太ももに脂肪がつきやすい人は糖質の摂取量を見直す必要が

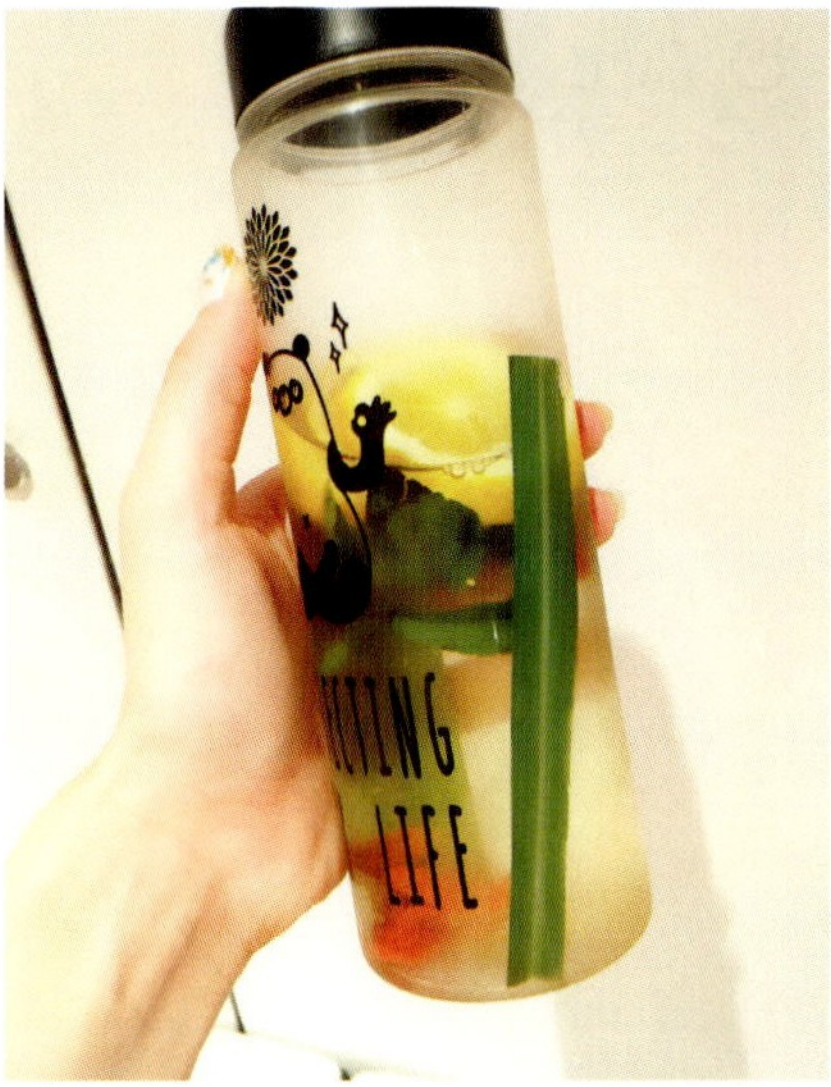

亜熱帯の台湾では手づくりのデトックスウォーターが欠かせず、日本でもよく飲むようになりました。冷凍したフルーツを入れると水も冷たいままキープできます。写真は「先生、それニラですか？」といわれた（笑）レモングラスとマイヤーレモン入り。スイカ、ミントなどを入れることも。水は味がないから飲めないという人にもおすすめです。

あるかもしれません。

たとえばコーヒーとケーキ、コーヒーとドーナツといった組み合わせをしていませんか。

ご自身の体型で気にされている部分があるとしたら、その原因となっている食べものや食べ方があるということ。そこに気づくことが大切です。

自分のカラダと相談して、いったん考えてみる。脳から食事、カラダを変えていきましょう！

たとえ世の中で「健康にいい」「食べたらやせる」などと言われていることであっても、自分のカラダに合わなければ残念ながら意味がないのです。

day 10

何を食べ、どんな食べ方をするか選べる人になろう

食べることって、多くの人にとって人生の楽しみのひとつではないでしょうか。

わたしもそう。なので、たとえどんなにやせて、きれいになりたくても、食べたいものをがまんすることはおすすめしていません。

とはいえ、カラダによいものを食べたいという気持ちもあります。ならば何を口にするのがベストなのか……と試行錯誤した結果、アーユルヴェーダの考え方を取り入れることにしました。

アーユルヴェーダでは食事の量を制限はせず、何を食べるか、どんな食べ方をするか、といったことを自分で選べるようになることを目的としています。

一般的に健康によいとされているから食べるのではなく、自分の体質に合っているから選ぶという考え方です。

カフェインと甘いものは一緒に摂らない

わたしもケーキやアイスクリームを食べたくなったりします。そんなとき

はがまんしません。

ダイエット中に「甘いものは全部ダメ！」と制限してしまうとかえって挫折しやすい、とはよく言われることです。

がまんすると必ず後から心が反乱を起こし、反動でたくさん食べてしまいます。まさに「ダイエットあるある」で、心当たりがあるという人も多いのではないでしょうか。


甘いものを食べるか、食べないかではなく、どうやって食べるか……。

わたしは、ケーキなどの甘いものとカフェインを一緒に摂らないようにしています。

カフェインには糖質がエネルギーとして利用される前に中性脂肪に変えてしまう働きがあります。そのため糖とカフェインを一緒に摂取すると、血液をドロドロにして脂肪を増やすといわれています。

ケーキのほうが食べたい気持ちが強いときは、コーヒーの代わりにハーブティーやカフェインレスの飲み物を合わせるようにしています。


カフェインについて、もう少し続けますね。

食後やブレイクタイムにコーヒーが欠かせないという人もいますよね。

かつてはわたしもコーヒーをよく飲んでいましたが、いまではめったに口にしなくなりました。

体質的なものなのか、カフェインを摂りすぎると代謝が下がりやすいと実感したからです。

その「やめられない」は錯覚かも!?

以前、スリランカのアユールヴェーダ・センターに行ったときのことです。

世界最古の治療法と呼ばれる施術を受けるといったいくつかの体験をして、わたしのカラダはスッキリと整い、内臓の働きが活発になり、さまざまなよい反応が得られました。

その帰路に、トランジットで立ち寄ったシンガポールの空港で少し多めの量のコーヒーを飲んだところ、カラダがいつも以上に冷えたので、カフェインを多く摂りすぎると代謝を下げてしまうのではないかと思ったのです。

カラダの熱は代謝に直結していて、代謝がいい人は体温が高いことがわかっていま

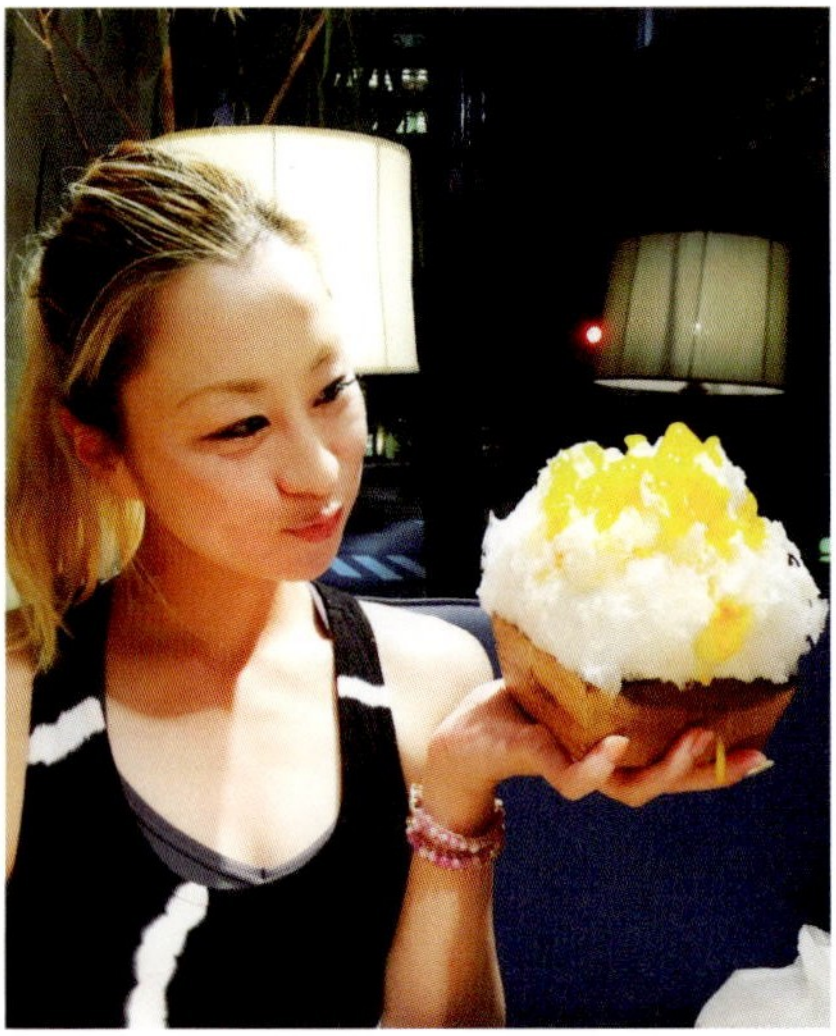

冷たいものをなるべく食べないわたしですが、かき氷とアイスクリームだけは別。がまんできない、いえ、がまんしません！ 八ヶ岳のふもとの天然氷を使ったスペシャルなかき氷を前に喜びが抑えられない様子です。

すから、体温が下がることは、ある意味、代謝が下がっていると言うことができると思います。

その直後、激しい肩こりと腰痛、胃痛に襲われ、それから15時間ぐらい、苦しくて何も食べられなくなってしまったというおまけつきでした。

アユールヴェーダ・センターでは、一切のカフェインが禁止されているので、ずっとお水かハーブティーを飲んでいました。そこに突然コーヒーを飲んだので、カラダが過剰に反応してしまったせいもあるのでしょう。

水をたくさん飲んでカフェインを排出したところ、なんとか元に戻りました。

「コーヒーを飲まないで」とは言いませんが、摂取することで代謝は落ちるし、カラダに負担がかかる可能性がある、そのことを心のどこかに留めておくといいと思います。

それに、コーヒーがやめられないのは、じつは気の持ちようかもしれませんよ。

一緒にアユールヴェーダ・センターに行った友人はコーヒーが大好きで、最初はコーヒーが飲めないことを不安がっていました。

しかし、滞在した9日間、コーヒーがない生活を楽しんでいました。

じつは彼女にはお水を意識的に飲む習慣もなかったのですが、滞在期間中にお水を飲む習慣が身につきました。

このように、人のカラダは意外とすぐに慣れるものですし、ただ惰性で続けているだけなのに「これだけはやめられない」と思い込んでいることが日常にはけっこうあるのかもしれない、そう気づかされた出来事になりました。

day
11

食の流行を取り入れるなら**相性確認は**ぜったい大事！

「ハリウッドセレブがやっている」などという触れ込みで、定期的にいろいろな食事法や食材がブームになっています。

でも海外で流行っているからといって安易に飛びつくと、もしかしたら逆効果になることがあるかもしれません。

たとえば、コールドプレスジュース。

わたしも実際に試してみたことがありますが、3日間ぐらい飲み続けるとカラダが冷えてしょうがなくなってしまい、途中で断念しました。

アーユルヴェーダでは、基本的に温かいものを摂ることが推奨されています。わたしはお水を常温で飲んでいますが、そのほうが間違いなく調子がいい。

なぜこのような違いが出てくるのかというと、もともと欧米人とアジア人では筋肉量が違っていて、生み出せる熱量もまったく違うからです。

欧米の人たちは、冬でも半袖・短パン・ビーチサンダルで平気な顔で外を歩いていますよね。

でもわたしたち日本人は寒くてできません。それくらい、筋肉量が違うので、わたしたち東洋人が欧米人と同じ内容の食事をしても、同じ反応が出るとは限らないのです。

人間のカラダはその土地土地で食べられてきた伝統食とやはり相性がよいように思います。

日本で生まれ育っているならば、やはり和食ですね。毎朝コールドプレスジュースを飲むなら、温かいお味噌汁や甘酒を推奨したい！　お湯に梅干しを入れて飲むのもおすすめですよ。

流行を取り入れるのは楽しいけれど、「果たしてこれは自分のカラダに合っているかな？」という視点をつねにもっておくことがカラダのために重要です。

aya流 梅干しのカラダにいい食べ方とは

ここ数年、飲み続けている甘酒のおかげか、風邪をひきにくくなりました。いまやわたしの〝食べる日焼け止め〟。腸内環境を整えることで代謝がよくなり、シミができにくいと実感しています。

甘酒に梅干しを入れてもおいしいですよ。甘酒の甘さに梅干しの塩けと酸味が加わ

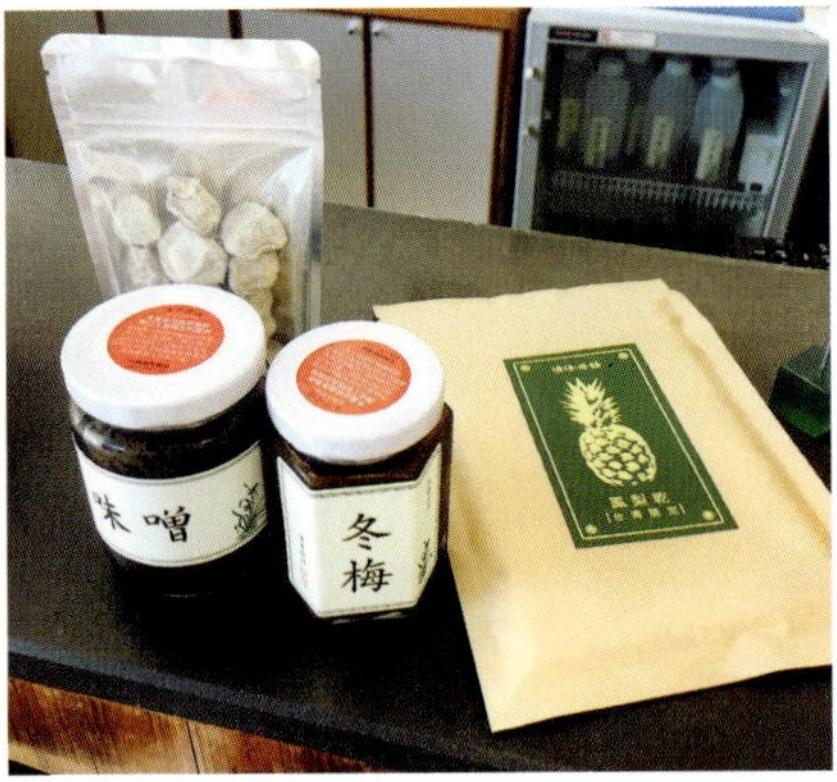

台湾のヘルシー食材店で購入した調味料や食材。台湾は医食同源の意識が高く、カラダによさそうな食材や商品をチェックするのも楽しい！

って、さっぱりとした味になります。

梅干しといえば、そのまま食べるのもよいのですが、焼くと梅干しに含まれるクエン酸やリン酸、ポリフェノールなどの効果が高まるほか、脂肪燃焼効果も上がるそうです。

このとき、蜂蜜梅ではなく、適度な塩味がついた一般的な梅干しを選ぶのがポイントです。

一回焼いてしまえばその後、効果が落ちることはないそうなので、わたしはまとめてフライパンで素焼きにし、瓶に保存しています。それをたとえば朝、甘酒やお湯に溶いて飲んだり、お鍋に入れたりして使っています。

ほかにも和え物に使ったり、お漬物と合わせたり、豚しゃぶのときにかいわれ大根と一緒に巻いたり……さまざまな料理に使えるので、常備しておくと便利です。

自分でつくる 週3回のリセット食で 外食が気兼ねなく楽しめる

わたしは食べることが大好きなので、外食も思い切り楽しみます。自分で料理をして食べるのは、週に3日くらいでしょうか。でもこの3日間の食事にはちゃんと意味があります。家のごはん＝〝リセット食〟になっているのですね。

リセット食はダイエット食とは違います。ダイエット食はおもにカロリーを抑えることに目的がありますが、リセット食はバランスを整えるための食事です。

たとえば、外食で脂肪や甘いものを摂りすぎたら、「その分、自分で料理をしてカラダによりいいもの、必要なものを摂ろう！」といった考え方をします。

リセット食で意識することは、次の3つです。

❶ 野菜をたくさん摂って、ビタミンミネラルを補給する
❷ 発酵食品を摂る
❸ 水分もしっかり摂る

それ以外はゆるく考えてOKにしています。

もちろん、肉や魚などの動物性のタンパク質もいただきます。

食べる割合としては、【野菜が7、肉や魚、炭水化物で3】が基準。

これはわたしにとって調子がいい割合なので、みなさんも自分だけのバランスを見つけてみてください。個人差はありますが、やはり野菜が多めの食事のほうが、胃をラクに、カラダをラクにしてくれます。


肉や魚などの動物性タンパク質を食べるときは、消化を促すプルーンを一緒に食べています。ここ数年、毎日プルーンを食べるようになりましたが、びっくりするくらい腸の働きがよくなりました。

また、食事には必ずスープなどの汁物をつけます。食事中に飲む水やお湯、お茶とは別に、です。

ごはんを2杯食べるんだったら、スープを2杯食べたいですね。汁物は水分の補給になるし、それだけでお腹がいっぱいになるといううれしい効果もあります。

「カラダにいいことをしている」がもたらす効果

食事は人生最大の楽しみ、という人もいるかもしれませんね。もちろん、わたしもそうです！

誰かと一緒に食事に行って、会話をして、楽しくおいしいものを食べる。こんなにすばらしいことを完全にやめてしまうと、人生の彩りもなくなってしまいます。

わたしたちの最大の目的は、ダイエットに成功することではなくて、人生を楽しむこと。

昼間にケーキを食べたから、夕食はごはんを抜いてスープを多めに摂って一日の帳尻を合わせてもいいし、来週思いっきり焼肉を食べるから、それに備えてしばらくは野菜中心の食事をしておこうとか……。こんなふうにリセット食を考えてみてください。

リセット食は「カラダにいいことをした」という肉体的、精神的な満足感と安心感が得られる。これがいちばんのメリットではないかと思います。

発酵食品や水分の摂り方については、後ほどあらためてご紹介します。

リセット食の一部を紹介します

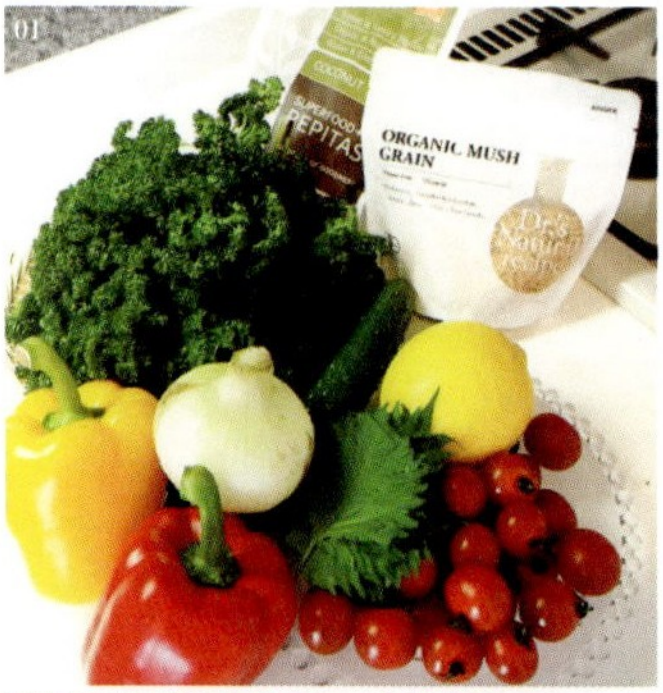

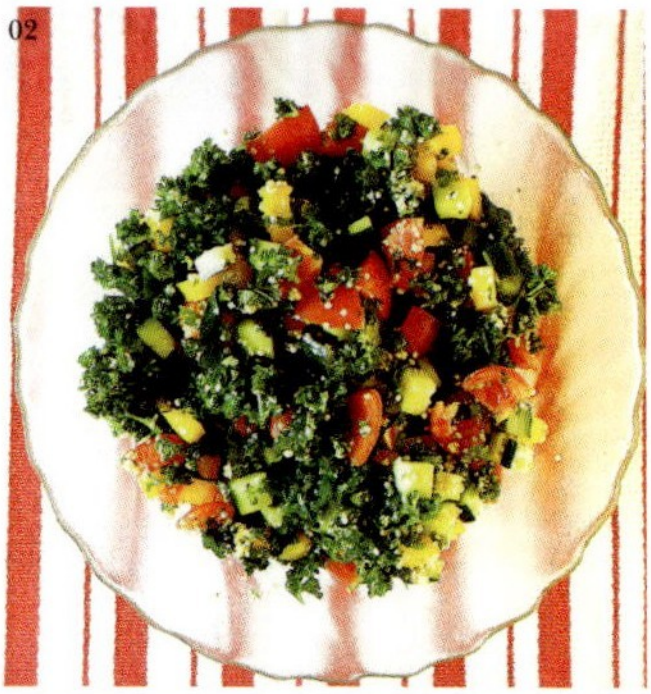

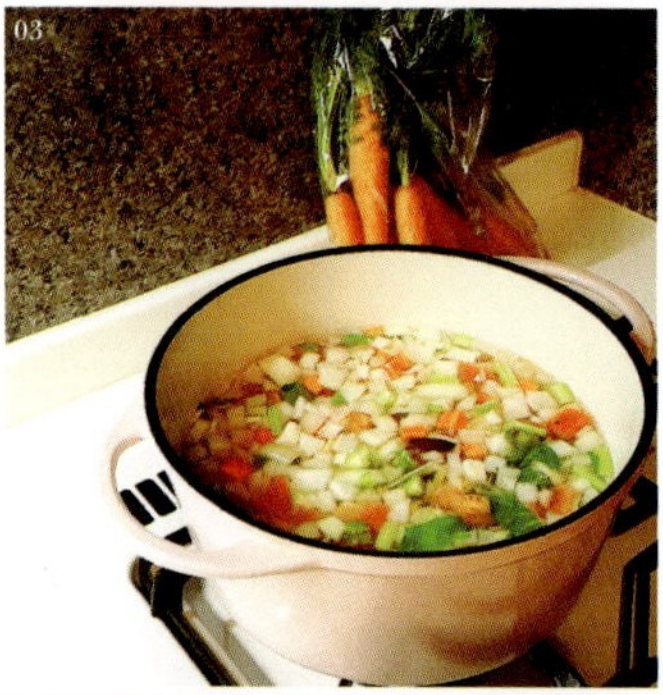

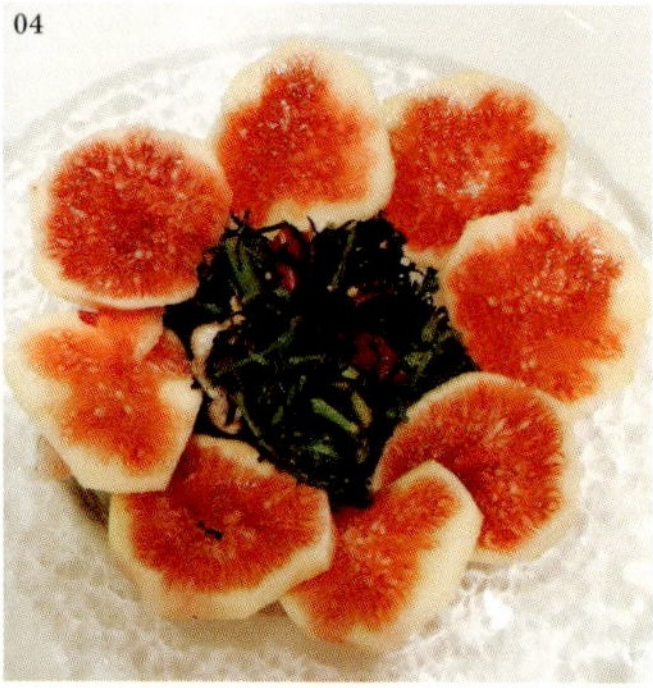

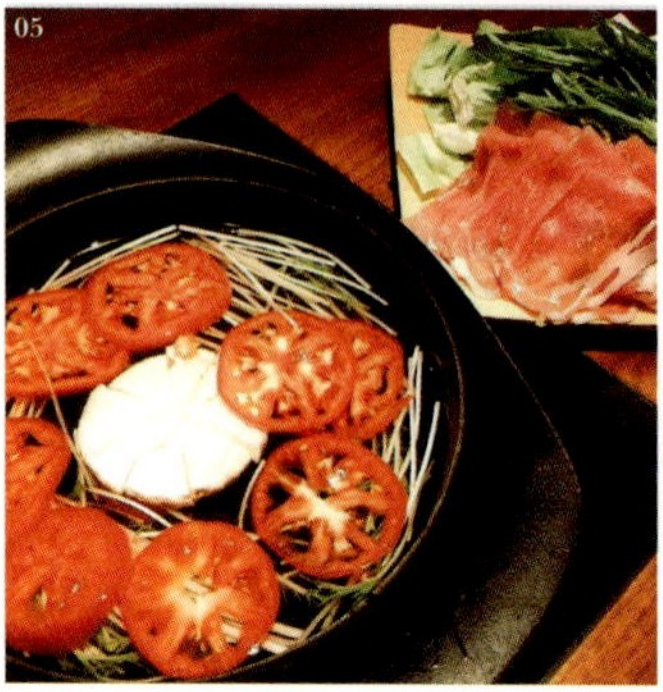

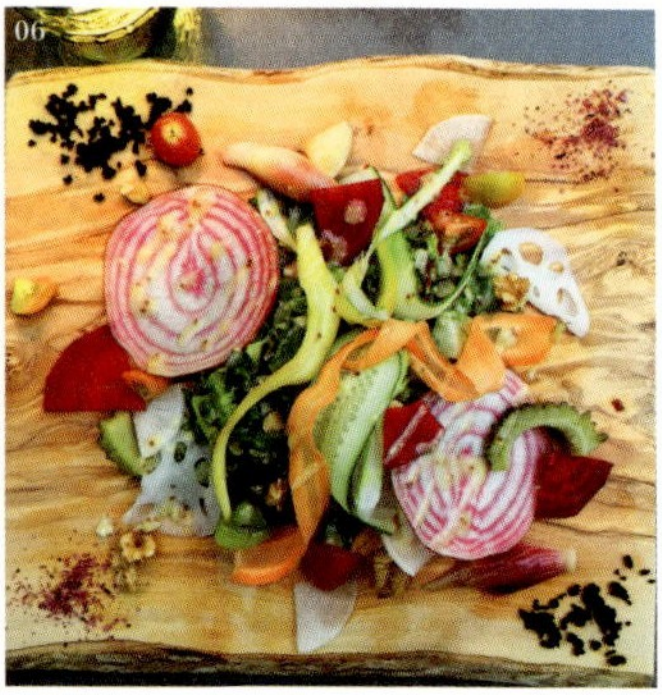

01実家から大量の無農薬パセリが到着。デトックスタブレサラダに。02完成がこちら。03根菜を刻んでゆっくり煮込む野菜スープ。04クレソンとひじきのサラダに輪切りにしたイチジクをたっぷりと。05カマンベールチーズをまるごといただくトマト鍋。トマトとチーズを合わせることで脂肪燃焼効果を高めてくれます。06家のごはん＝リセット食なので、野菜が中心。黒い粒はたっぷりのこしょうです。

day 13

何を食べるか迷ったら腸の消化サイクルに従えばいい！

【朝食】甘酒など、〝液体物〟が中心

【昼食】ここで初めて〝固形物〟を軽食で摂る

【夕食】野菜中心の温かい食事。鍋やスープで摂ることも多い。お刺身など、動物性のタンパク質も摂る

これは、わたしのいつもの食事。腸の消化サイクルをベースにしています。消化が活発ではない朝は液体物である飲み物だけにとどめ、昼食、夕食とカラダの活動量が増えるのに合わせて消化が必要な固形物を増やして、食事を重くしていきます。

この食べ方を実践していくうちに、お通じや肌の調子がよくなる、疲れにくくなるなど、さまざまな効果を実感するようになりました。

私たちの想像以上に、消化という作業がカラダにとって負担になっているのですね。

わたしが食事のことを考えるときは、やせる・やせないといったことではなく、デトックスの最大ポイントである「腸」にフォーカスを向けています。

いくらカロリーを減らしても、いくら健康によいと言われるものを食べたとしても、腸の動きがよくなければ台無しです。それはゴミが溜まった部屋に、きれいなものを飾るようなもの。

だから腸の動きを助ける食事をして、デトックスしやすい体質をつくり、体内を浄化してニュートラルな健康体に戻してから、カラダによいものを取り入れるべきです。

カラダを内側から開花させる発酵食品の実力

腸内環境を改善する代表的な食材といえば、やはり発酵食品です。それも、ヨーグルトやチーズではなくて、日本人が昔から食べてきたものを積極的に選びます。

さきほどお伝えした甘酒をはじめ、麹やお味噌、納豆、お漬物……。とくに納豆とぬか漬けは、キムチと並んで胃酸で消化されずに腸まで届く乳酸菌と言われています。

鍋物にもよくお漬物を入れます。

生野菜を入れるほうが一般的ですが、たとえば白菜と柚子の漬物などはシャキシャキと歯ごたえもよく、塩味や風味があるので、味つけも簡単ですみます。

おやつにも甘酒を使っています
砂糖不使用！ 玄米甘酒を使った自家製スイーツ

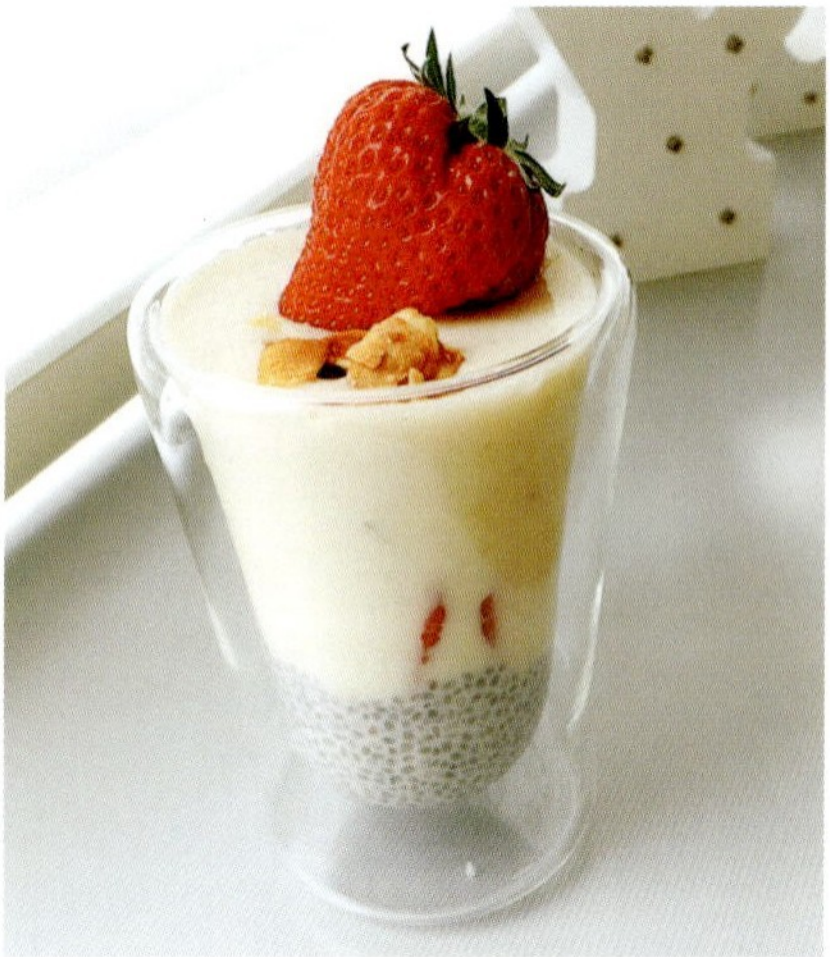

イチゴ＆チアシードの豆乳シェイク

アーモンドミルクにチアシードを混ぜ、その上に甘酒と豆乳のシェイクを注ぎました。トッピングはサクサクと歯ざわりのよいドライココナッツとイチゴを。じつは中にもイチゴがたっぷり入っているのです。砂糖を使わず、甘酒のやさしい甘みでいただきます。

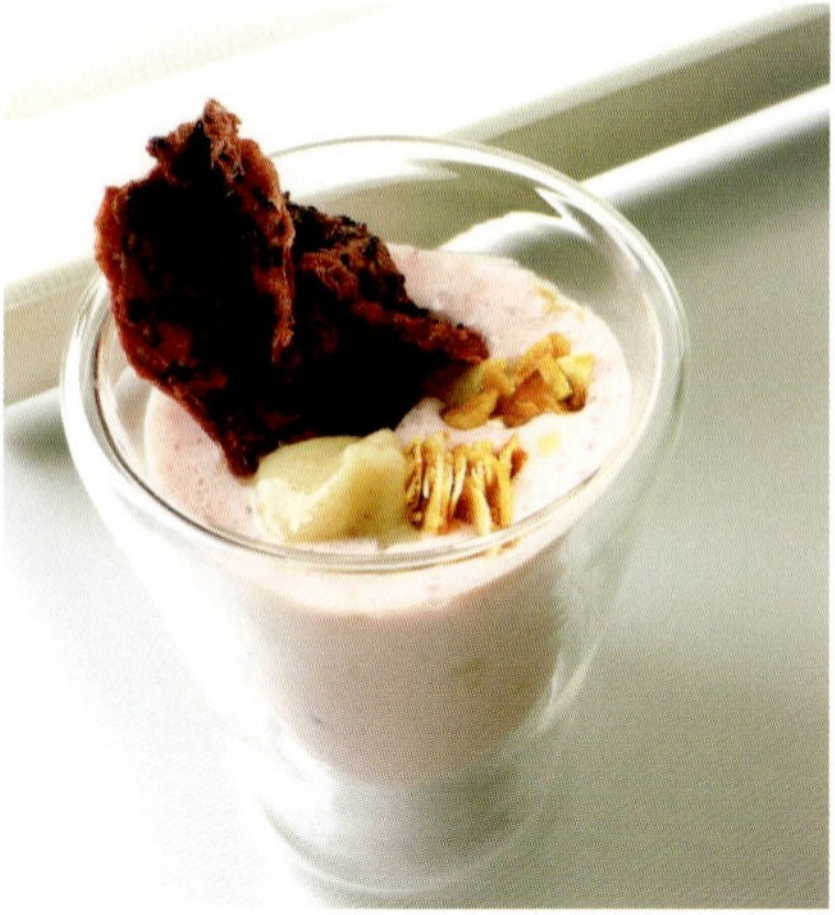

ドラゴンフルーツの豆乳スムージー

こちらは朝ごはん用。植物性プロテインを豆乳でシェイクし、ドランゴンフルーツ、ココナッツ、玄米甘酒、アガベシロップをのせました。フルーツはなんでもOK。むくみスッキリ、1日で0.8キロ減に。

day
{14}

だしやスパイスのうま味と香りが満たされなさを埋める

カラダをむくませる原因のひとつに、塩分の摂りすぎがあります。塩分を摂りすぎると、カラダは塩分の濃度を薄めようとして水をたくさん抱え込むようになるためにむくんでしまうのですが、まったく摂らないのも逆にむくんでしまうのです。そこでちょっとした工夫をしています。

それは、〝調味料〟を後がけにすること。

わたしが調味料を「後がけ」する理由

たとえばおだしでスープをつくったら、お椀に取り分けて食べるときに調味料を加えます。ただし、塩やしょう油などの味の濃いものは少なめにし、柚子こしょうやブラックペッパー、七味唐辛子などの香辛料を加えます。味というより、風味を足すイメージですね。

とくにブラックペッパーが大好きで、よく使っています。

お酢もよく使いますね。バルサミコ酢やホワイトビネガーなどは、オイルとの相性もよく、さまざまな料理に合います。

さらに揚げ物にもかければ、油っぽさがなくなってサッパリと食べられま

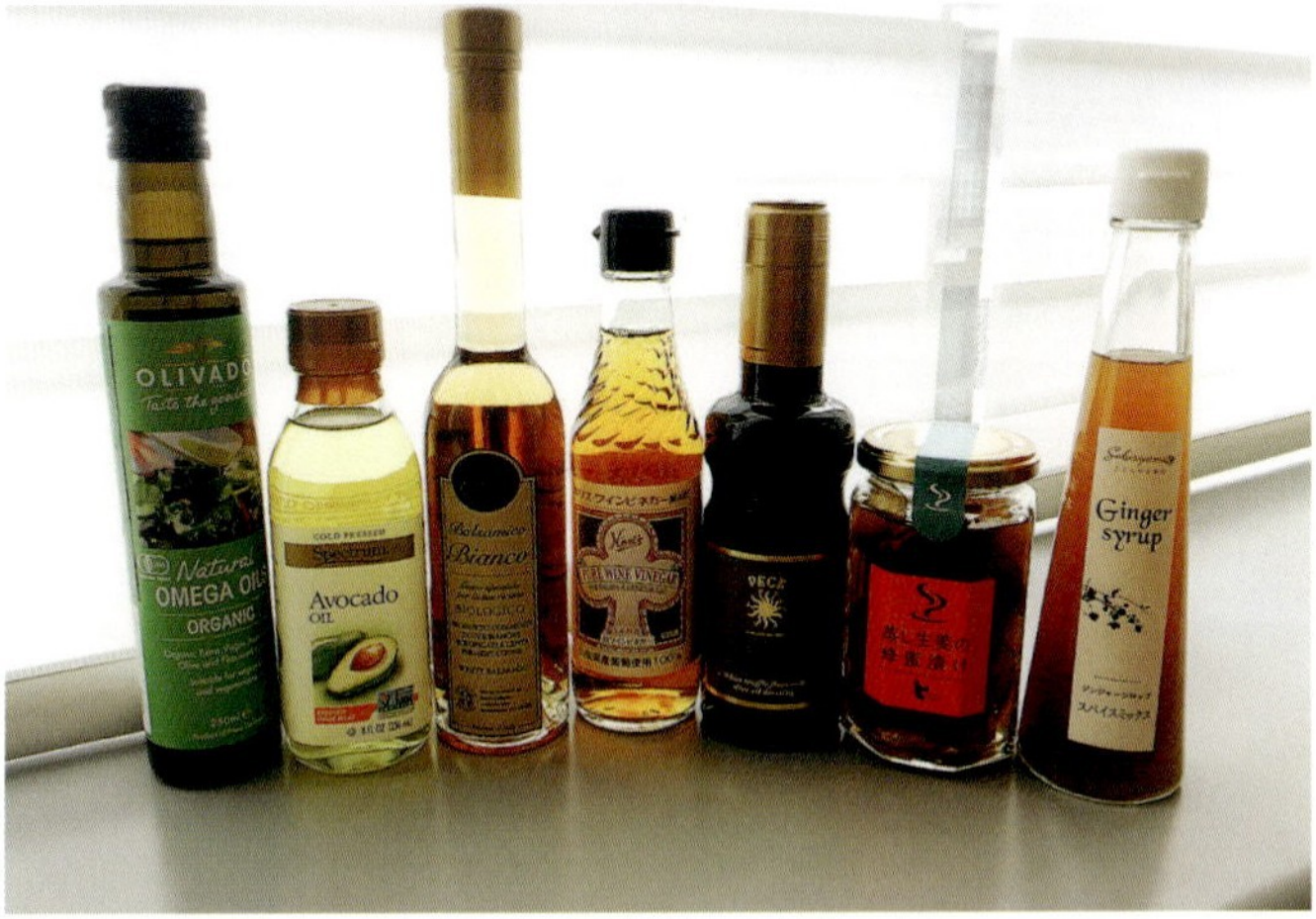

ふだん使っているオイルやビネガー、ハチミツ、ジンジャーシロップなどの調味料。マリネに使ったりサラダにかけたり、生活の中で欠かすことがありません。

すし、かなり活用度の高い調味料です。レモン汁（1個分）とオリーブオイル（大さじ6〜8）、塩・こしょう（少々）を混ぜたドレッシングもよくつくります。

　さまざまな野菜によく合いますし、とくにパセリの葉、大葉、玉ねぎ、トマト、パプリカ（赤・黄）、キュウリなどをみじん切りにしてキヌアと和えた「クレンズデトックスタブレサラダ」（63ページ右上写真）には欠かせない味です。

　ベースは薄味にして、調味料や香辛料などの「風味」でいただく。こうすることで、塩分の摂りすぎと、それによってむくまないように意識しています。

day 15

ダイエット食なら これがいちばん！ 手づくり美人鍋

「ダイエットするなら、どんな食事をしたらいいですか？」

そう質問されたとき、わたしの答えはいつも同じです。それはお鍋！

鍋料理のよさは、なんといっても野菜がたくさん食べられること。

また、炭水化物を摂る場合も、〆の雑炊にすればご飯がふくらむので、半分の量でも満足感が得られます。

素材の栄養素が溶け出したスープも余すところなくいただけるなど、ほかにも鍋料理のよさはたくさんあります。

いままでもリセット食としてよくお鍋を食べていましたが、台湾に留学して薬膳鍋と出会ったことで、レパートリーも一気に増えました。

aya流　薬膳鍋のレシピを紹介します

いままでは自宅で薬膳鍋をよくつくります。

専門の食材がなくてもつくれるの？　と思うかもしれませんが、意外に簡単。クコの実やキクラゲ、はと麦などを使ったり、しょうがをすりおろして

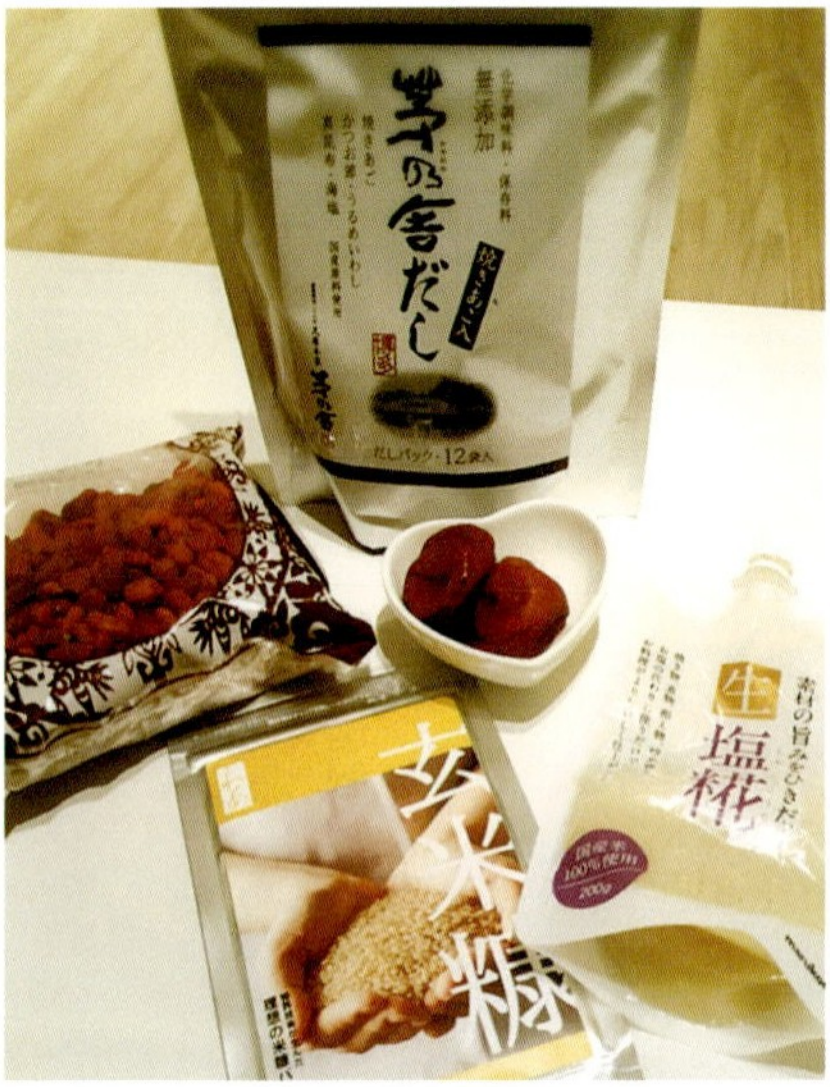

薬膳鍋の基本材料。だしのほかに、クコの実などの薬膳食材を入れると、それっぽい味になります。鍋にも梅干や塩麹が欠かせません。

たっぷり入れたり、それだけでも薬膳鍋っぽい雰囲気に近づきます。

たっぷりつくり、２〜３回に分けて食べています。カラダが本当に温まるし、３か月経ったら肌の調子がかなりよくなっていました。

では、簡単に調理できるａｙａ流薬膳鍋レシピをご紹介しましょう。

食材は好きなものに替えていただいてもだいたいおいしくつくれます。自由にアレンジして召し上がってください。

こんな鍋をつくっています

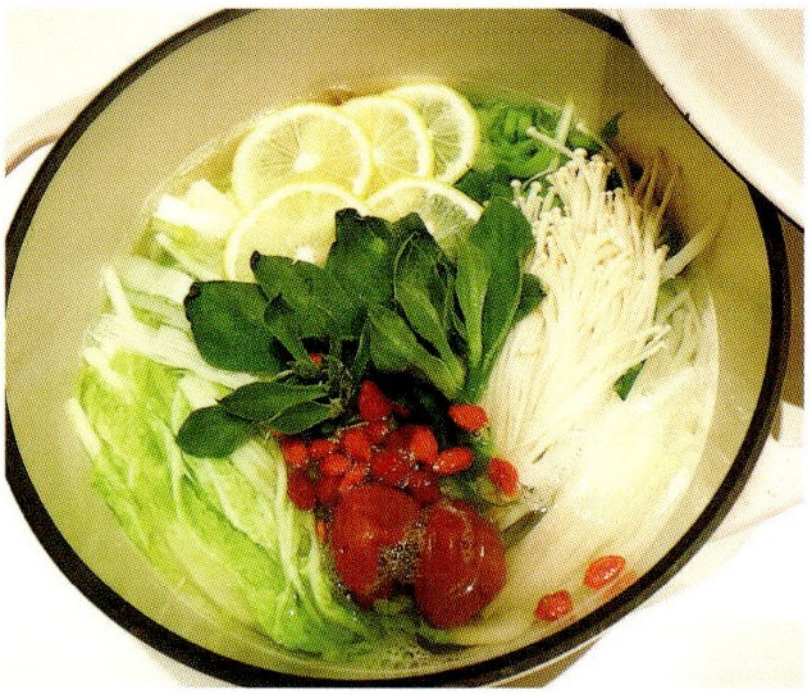

レモンと梅、クコの実のビタミン美肌鍋

無添加の市販だしを使ったので、味つけは少なめの塩麴と焼き梅で。好きな野菜を入れていただきます。レモンは煮すぎると苦味がでるので程よいところで取り出してください。写真には沈んでいて見えませんが、お豆腐と油揚げ入りです。

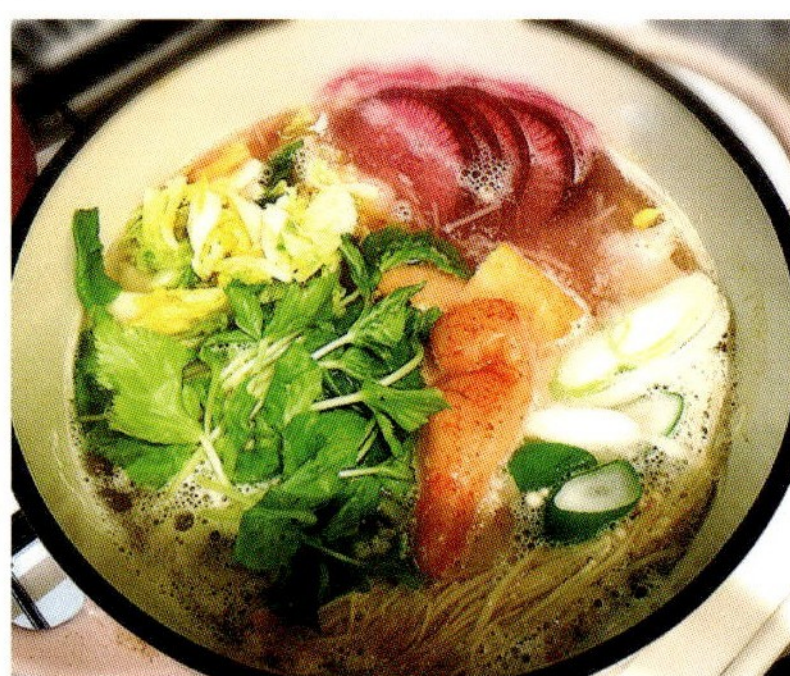

カプサイシン効果でポカポカ明太子鍋

野菜だしか鶏ガラスープにニンニク（スライス）、明太子（ほぐすとベター）を入れ、沸騰したら水溶き片栗粉でとろみをつけます。そこに豚肉や野菜、豆腐を入れていただきます。全体に明太子がまわり、最高のスープになります。

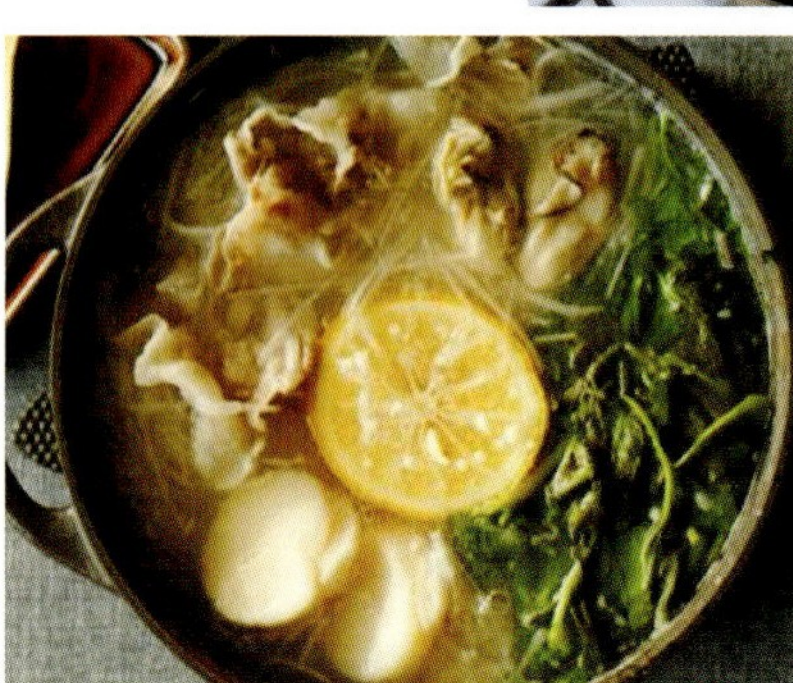

腸活バッチリ！大根1本まるごと鍋

ポイントは大根まるごと1本使うこと。和風だしにせん切りにした大根と三つ葉を加えた食物繊維たっぷりの鍋です。さらに豚肉と輪切りにしたゆず（こちらも丸ごと1個分）を加えてビタミンを補給します。

day {16}

料理や飲み物に ほんの少しの良質なオイルを。体内保湿という考え方

わたしの食卓にはオイルが欠かせません。

よく使うのは、アボカドオイル、ココナッツオイル、レッドパームオイルなど。サラダにかけるだけでなく、お鍋やお味噌汁に入れたり、納豆と混ぜたり、わりとなんにでも使っています。

フルーツにオイルをかけて食べることもあります。

日常的に良質なオイルを摂るようになって、肌の保湿力が上がりました。

時々、馬油も使います。こうお話しすると、「馬油を料理に？」と驚かれる方も多いのですが、食用の馬油があるのです。

馬油は動物性の油の中でもっとも植物性に近く、代謝を上げやすいと聞きました。意外とくせがないので、食用のものをほんの少量、炒めものなどに使っています。

オイルは摂取する量よりタイミング!?

オイルを摂取するタイミングにも意識を向けるようになりました。

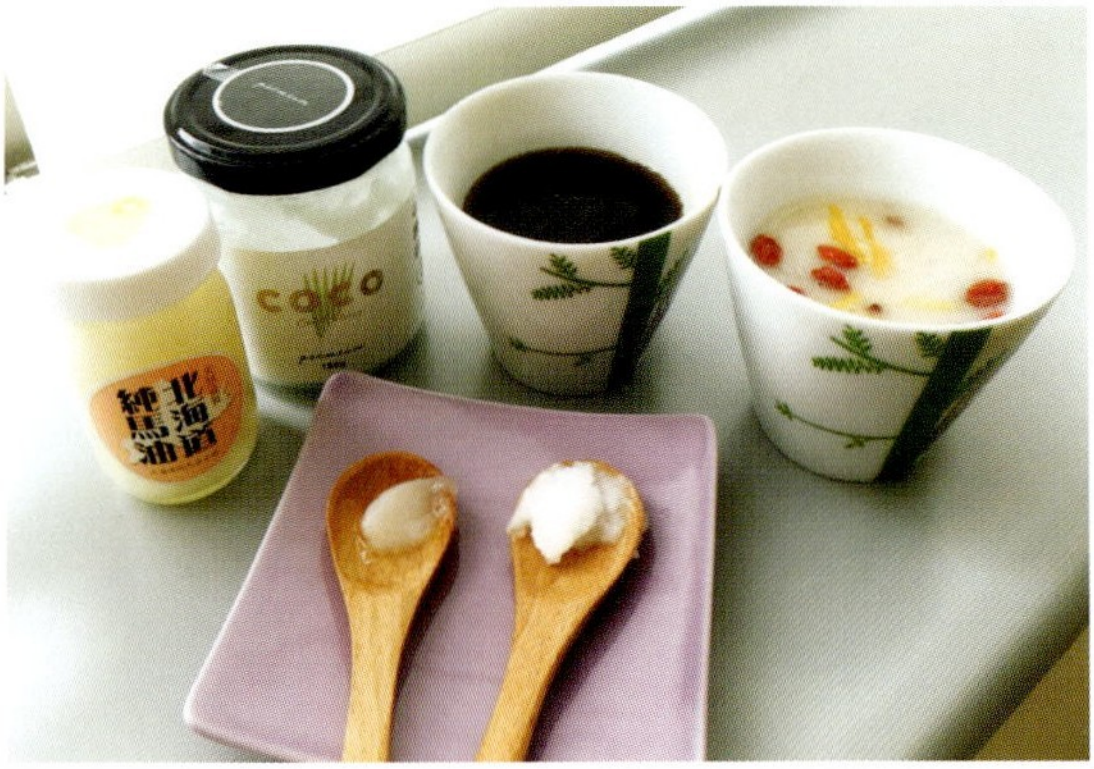

肌の乾燥対策として、飲み物にも少量のオイルを加えます。カフェインレスコーヒーにはココナッツオイル。ちなみにこのココナッツオイルメーカーの社長さんは、朝、晩スプーン1杯のココナッツオイルを摂取して15キロやせたそうです。玄米甘酒はクコの実とゆず、馬油入りです。

以前うかがったアーユルヴェーダ・センターで、こんなことがあったからです。

アーユルヴェーダ・センターでは昼食や夕食にサラダや蒸し野菜が出てきます。でも、なぜかオリーブオイルなどのオイル系調味料は昼間しか置いていないのです。

このことは帰国してから気づいたのですが、「もしかしたらアーユルヴェーダでは、活動量の多い昼間にオイルを摂るほうがいい、という考えがあるのかもしれない」と思い、わたしも昼ごはんにだけオイルを使うようにしています。

この件はもう少し実践して、結果をご報告しますね。

day 17

「いつでも食べられる」そう思えば自然に食欲はおさまるもの

どうしても食べたい気持ちがおさまらないときは、こんな呪文を唱えてみるのはいかがでしょうか。

「それ、いつでも食べられる！」

ヨガクラスの生徒さんたちも、「先生、季節限定だからこのケーキ食べちゃいました」などと楽しそうに報告してくれます。

でもね、来年も同じ季節になればまた〝限定〟が来ますから、いま食べなくても大丈夫。

こんなふうに「いつでも食べられる」と思えれば、気持ちはラクになります。

ダイエットはいままでの食事や生活習慣を大きく変えることなので、ただでさえストレスも溜まりやすいでしょう。だから、少しでも心の負担をプラスに変換できるようなマインドセットで臨んだほうがうまくいきます。

「カラダにとってどうかな？」という視点を持つ

何か食べ物を前にして、迷わず食べたい！　と思うなら食べてください。

でも、「きれいになりたい」「自分のなりたい姿に近づきたい」なら、それ

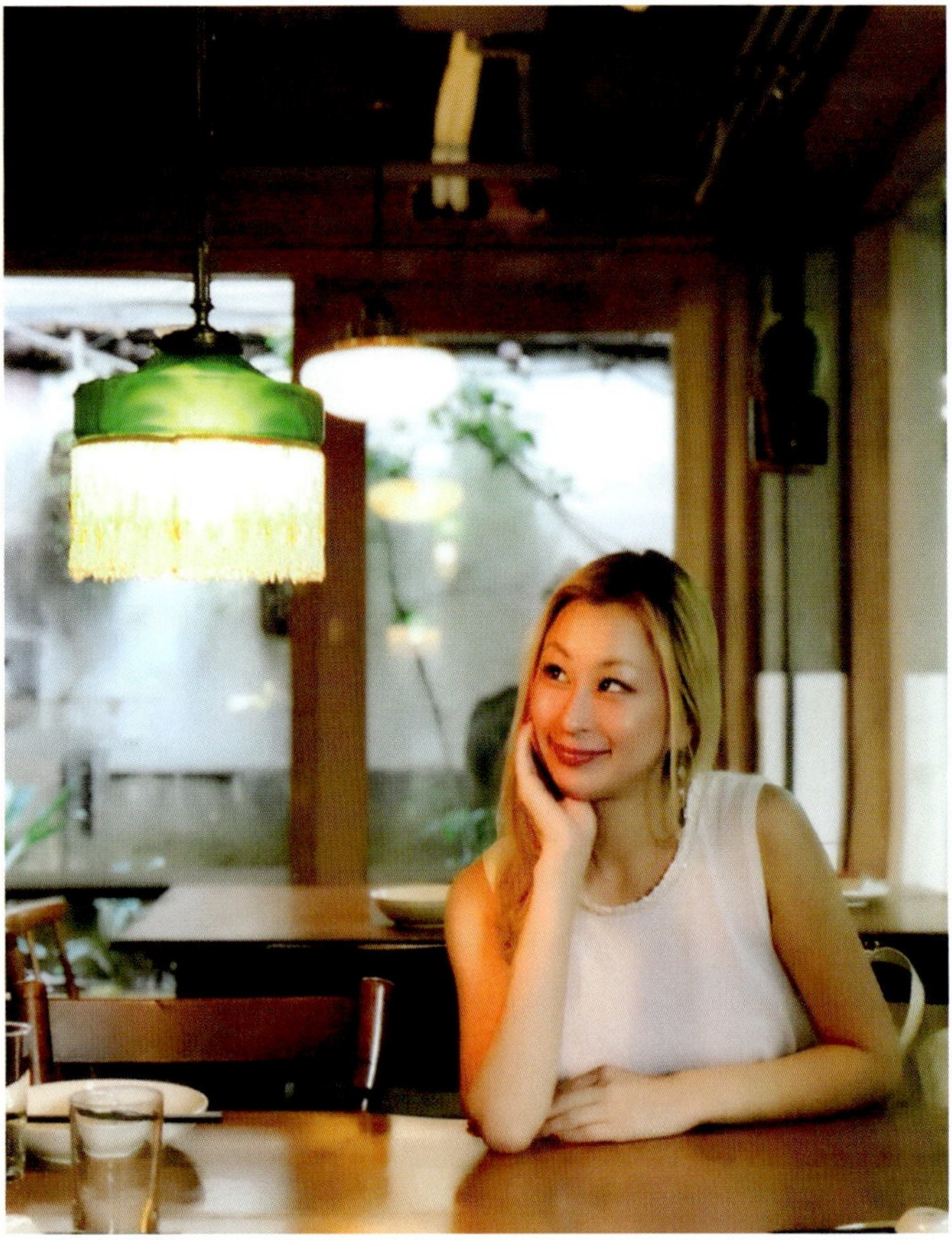

根拠のないことで気休めさせつつ、たまに甘いものも食べます。チョコレートを食べるときは温かい飲み物と一緒に。熱でチョコレートが溶けやすいように、そのほうが早く排泄させるんじゃないかって。根拠のない思い込み（笑）ですが、食べることがストレスにならないといいですよね。

を食べるのか、別のものを食べるのか、を考えて選ぶ必要があります。

たとえば、目の前にクリームたっぷりのショートケーキとどら焼きがあったとします。

そのときに「どっちのほうがよりカラダによさそうかな」と考えたら、間違いなくどら焼きを選ぶのではないでしょうか。

こんなふうに「カラダにとってどうかな?」という視点で選択をくり返していくのです。


「食べない」のではなく「何を食べるか」を選択し続ければ勝ち。

「なんとなく食べる」もやめましょう。

本を読みながら、スマホを眺めながら食事をしない。「いまわたしはこれを食べています」と意識しながら食べるのとでは、味わいも満足度もまったく違ってくるはずです。

意識して食べれば、たくさん食べなくても満足感は得られるのです。

day
{18}

冷たいままの内臓で今日という一日を終わらせない

デトックスという観点から人間のカラダを見てみると、人間のカラダは、汗をかいたり、温かいものを摂って温まったりしたときに排泄するようにできています。

なので、内臓を冷たい状態で一日を終わらせないことが大事。

赤ちゃんがおしっこやうんちをするときは、ミルクを飲んだ後やお風呂から上がった後、寝ているときなど、カラダが温まったときです。脳が温かくなったことに反応して「いま出していいんだよ」と指令を送るんですね。

デトックスしやすいカラダの基本は、カラダを温めること、温かいものを摂ることにあります。

体内の老廃物を運びだすには媒介が必要

しかし、外に出すものがなければデトックスはできません。

そこで、排出するための媒介となるものが水、だから水を飲むことがデトックスには不可欠なのです。

前のページでもお伝えしましたが、わたしはつねに水分を多めに摂ることを意識しています。どこに行くにも水を持参し、レッスン中にもたくさん飲んでいます。食事のときは毎食必ずスープをつけますから、トータルで1日2リットル近くは水分を摂っているはずです。

わたしたちのカラダに溜まった老廃物は、わきの下や股関節（そけい部といいます）にある大きなリンパ腺から回収され、腎臓に送られて尿と一緒に最終的に排出されることでカラダの外に出ていきます。

尿をつくりやすい、出しやすいシステムをつくっておかないと、いくらカラダを動かしても体内の「つまり」はとれません。

セルライトをとる、きれいなカラダになる、疲れにくいカラダになる、ためには水分をしっかり摂ることが大事な理由をおわかりいただけたと思います。

水を飲むなら、なるべく白湯や常温で飲むことをおすすめします。カラダを温めることで、デトックス効果を高めるためです。

ホットヨガのクラスのときはさすがに冷たい水を飲みますが、わたしもたいていは常温か白湯を飲んでいます。

とくに一日の最後は、温かいものを飲むようにしています。お風呂から上がって、冷たいお水を飲んで寝るということはまずありません。

こうすると翌日の尿の量が全然違うんです。冷たいものを飲むと、お腹が張った感じになってあまり量が出ないのですが、ハーブティーかお湯など、温かいものを飲んで寝ると、翌朝お腹が張ることなく快適に排出できます。

とくに入浴中は発汗が進むので、ボトルに入れたお湯を持ち込んで飲んでいます。

温かい水を飲みなれていないなら、寝る前だけでも温かい飲み物を。冷たいままの内臓で一日を終わらせないことを意識しましょう。

カラダにいい食材、商品マニアです

01カルフォルニアプルーン大使に任命いただきサンフランシスコを視察中。02生のプルーンのフレッシュな甘さに感動! 03インスタ映えを意識しすぎた手づくり野菜プレート。04乳製品の摂取はおもにチーズで。05ぷりっぷりのカキで常夜鍋。とにかく鍋食べてます〜。06実家から新鮮野菜という定期便が。07島砂糖を使った梅ジュースづくり。ポイントはきれいにヘタをとり冷蔵庫で一晩寝かせること。08せん切りした大根で腸デトックス鍋。鮮やかな紅芯大根を使いました。白菜の漬物、トマトも加えて台湾式でいただきます。09サラダをつくりおき10なにより和食が好き!

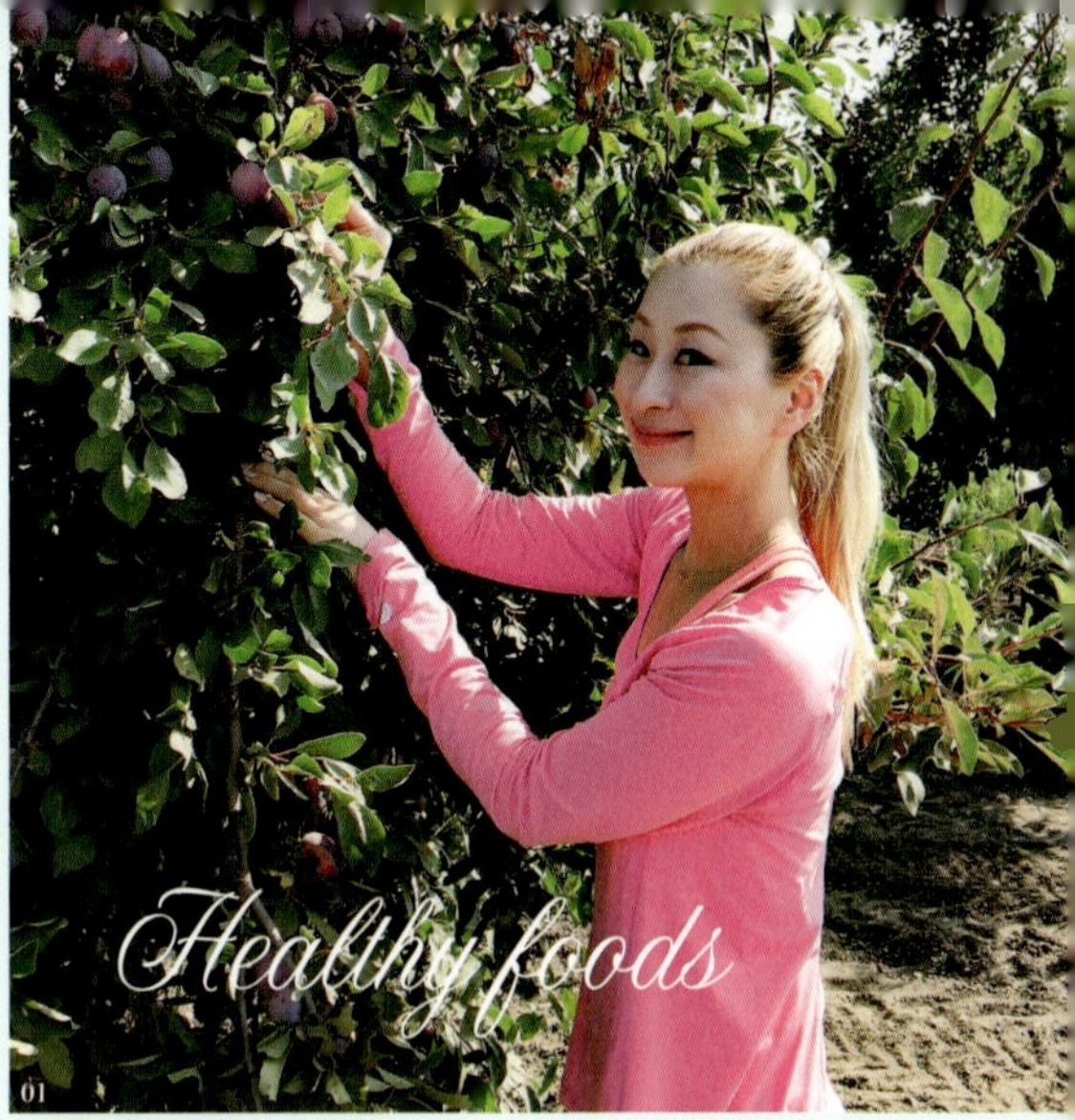

01

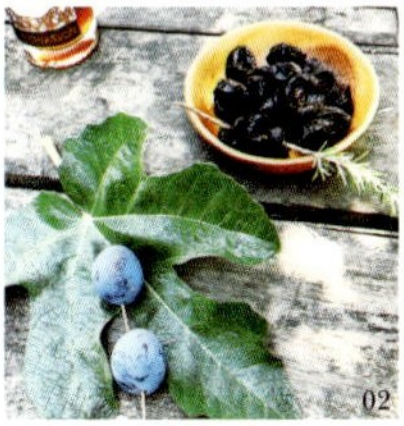
02

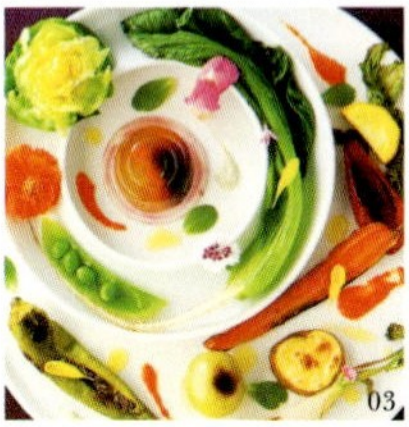
03

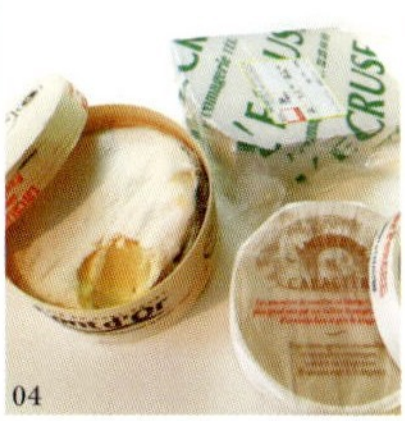
04

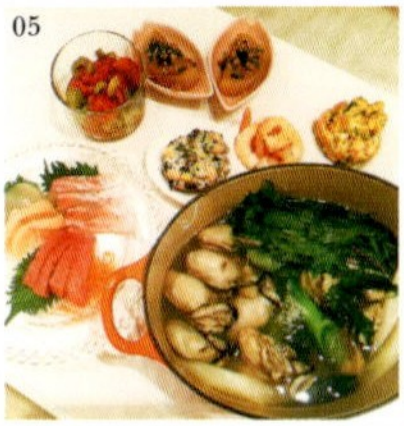
05

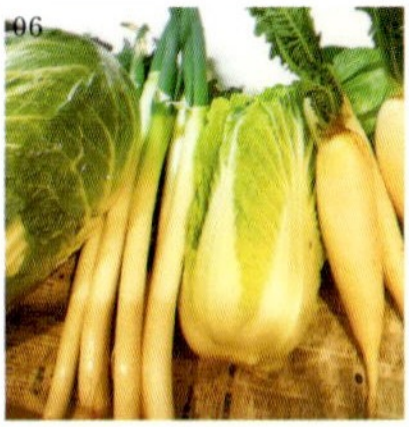
06

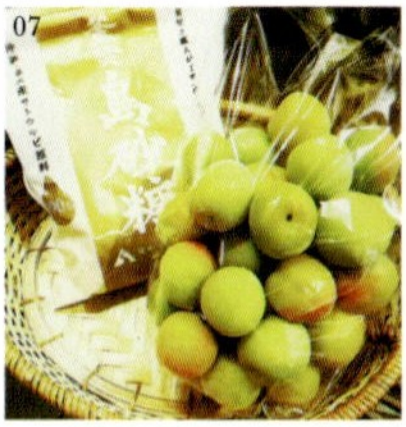
07

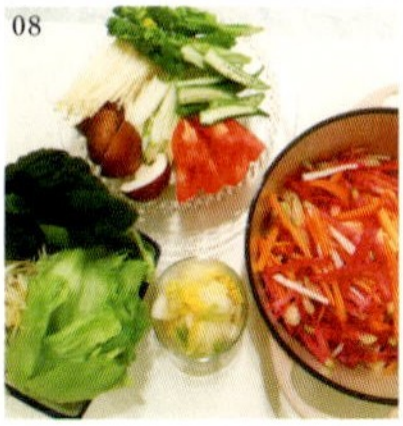
08

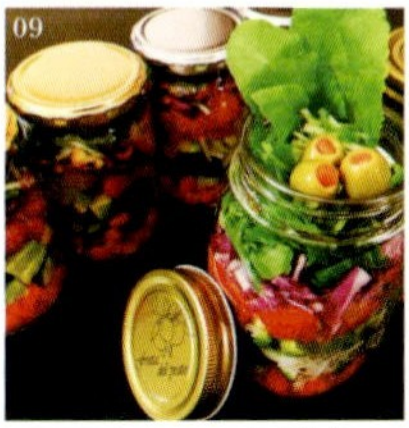
09

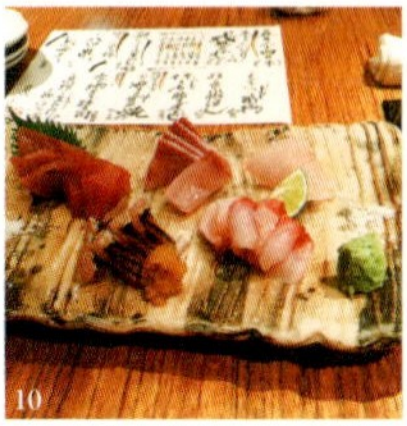
10

02
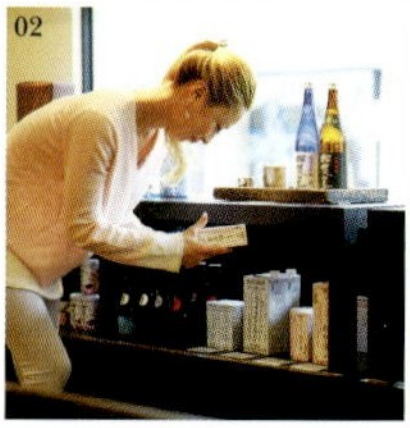

03
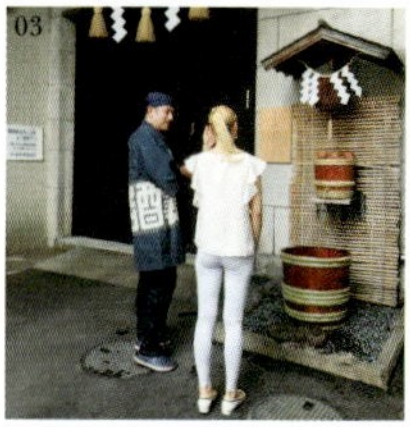

04
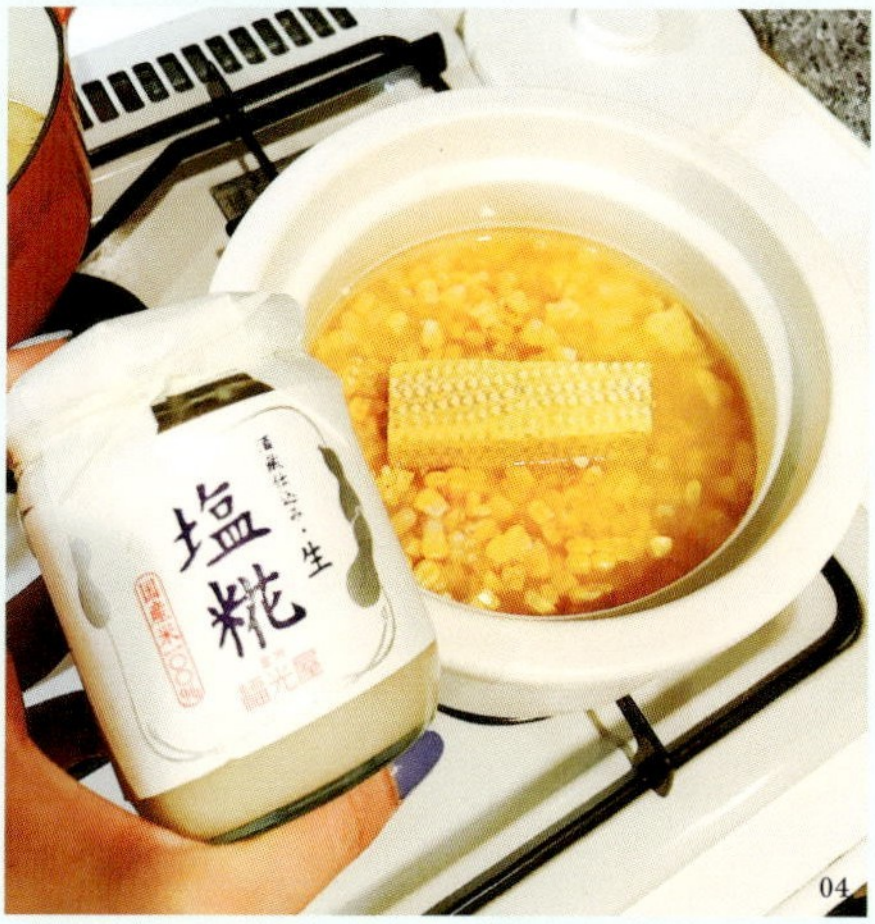

05
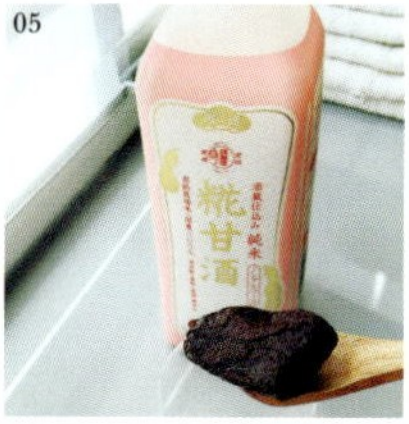

06
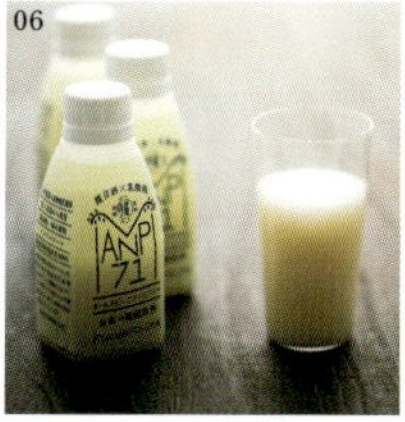

07
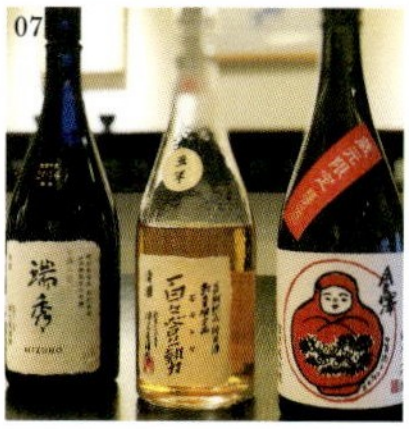

01
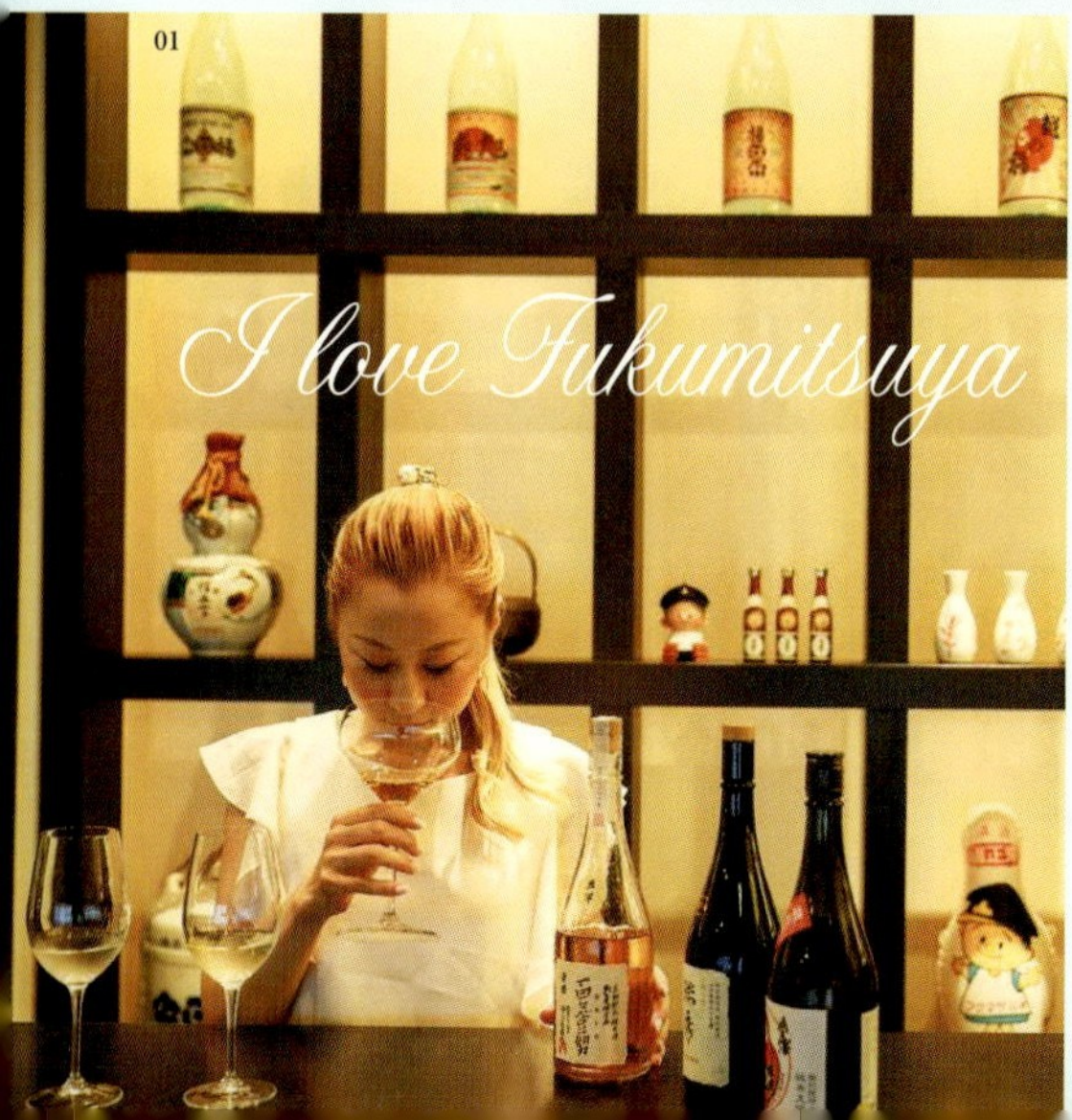

I love Fukumitsuya

発酵食品がない生活なんて！

01 愛飲する甘酒の発売元「福光屋」さんとご縁をいただき、金沢の工場見学へ。02 生の塩麹やカステラ、黒みりん……買うしかない！（興奮）03 ふだんは公開していない場所も拝見。社長さんはじめ、みなさん肌がツヤツヤでした。04 ごはんを炊くときに甘酒や麹を入れてみて。米の自然な甘みが際立ちます。この日はとうもろこしごはん。05 甘酒にプルーンを入れ、果肉をつぶしながらいただくのが毎日の習慣。06 ほぼ日焼け止め代わりに飲んでいた米と麹の乳酸菌ドリンクANP71。07「福光屋」はどんな製品も理念がすばらしい。創業393年。本物は残り、そして受け継がれています。

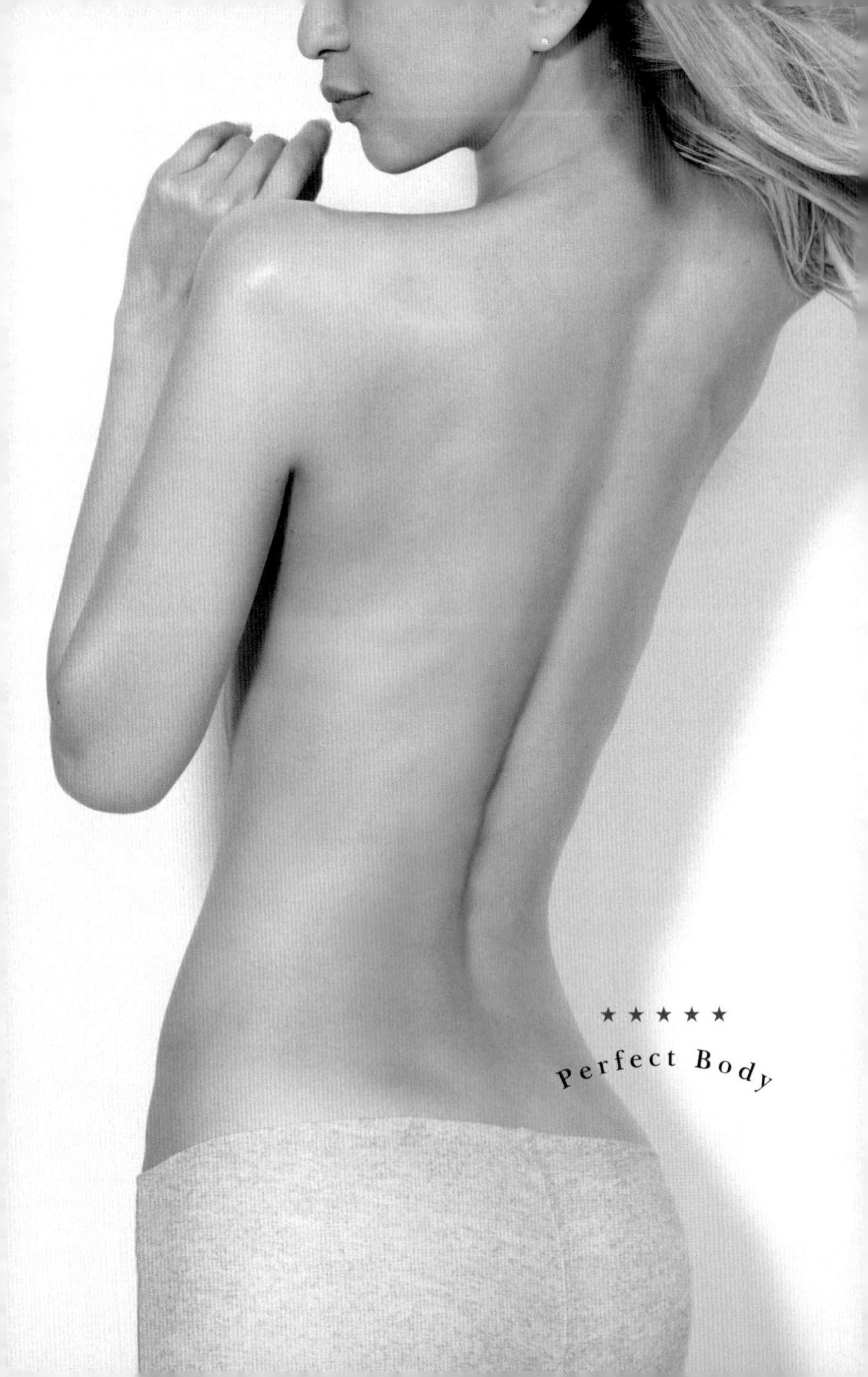
★★★★★
Perfect Body

Chapter 3

ぶれない肌が心地よい毎日を運んでくる

day 19

保湿・浄化のシステムを整え、最低限のケアで生きる

透明感がある、潤いがある、吹き出物がない……。人によって「美肌」のイメージはさまざまでしょう。

ですが、最終的にわたしたちが手に入れたい美肌とは〝ブレない肌〟なのかもしれません。

ブレない肌とは、一年を通して健康な肌のこと。

日本には四季があり、夏と冬の温度はまったく違うし、ジメッと湿度が高い日もあれば、カラカラに乾燥している日もあり、一年をとおしてかなり環境が変わりますよね。その変化に対応しきれずに季節の変わり目に肌のトラブルを起こす人が多いので、ブレないというだけで美肌への高いアドバンテージを得たのと同じぐらい価値があります。

オイルのよさは成分のわかりやすさ

いままでは「色が白いですね！」「肌がきれいでうらやましいです」と言っていただくことが多くなったわたしですが、以前はいつも肌が荒れていました。

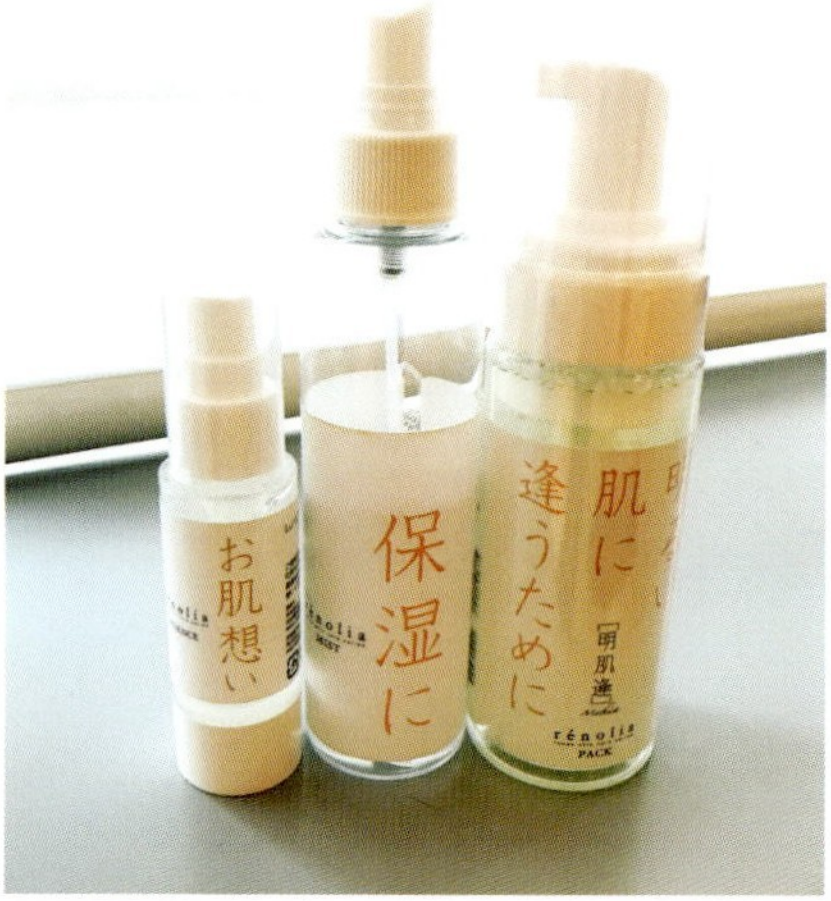

いまでも油断をすると、日差し負けで肌が一気にかゆくなり、真っ赤に！　そんな敏感肌のわたしでも使えて、肌の質を上げてくれるのが「レノリア」のエッセンスです。縁あって、デイクリームを共同開発させてもらっています（2019年春発売予定）

肌荒れに悩んでいたころから、ふだんのスキンケアは化粧水＋オイルだけのシンプルなスタイルになりました。化粧水はアトピー肌でも使えるようなマイルドな処方のものを使い、オイルは季節によって替えています。

あんまりあれこれつけすぎると肌本来の保湿・浄化機能が働かなくなってしまうので、肌にはつねに危機感を持ってもらうようにしています。

外出するときは日焼け止めをプラスしますが、基本的にこの2種類だけなので、たくさんのアイテムを揃える必要もありません。

「今日はちょっと日に当たりすぎたな」という日は、スペシャルなケアとして、アボカド

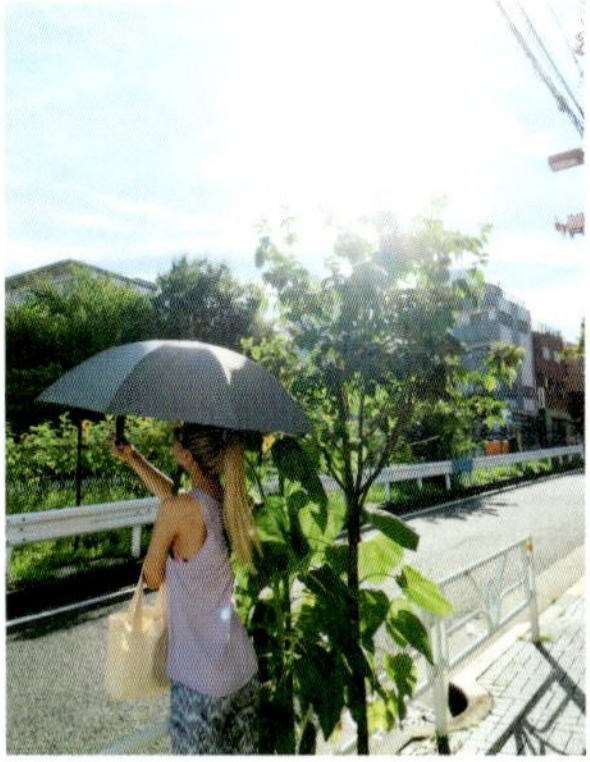

早朝だから大丈夫かな……と日焼け止めなしで散歩に出かけたら、顔中にアレルギーが発生！　そんなこともあって、わたしの夏はいつも日傘の下、肩までしっかり隠しています。真っ赤になって痛かゆいときは、レノリアの化粧水をたっぷり浸したコットンでパック。かゆみを落ち着かせてから馬油をやさしく塗布しています。これでなんとか一晩で復活！

オイルを肌にすり込んでから、その上に美白効果のあるローションパックをしたりします。

アボカドオイルはアボカドの果肉から抽出されたオイルのことで、保湿力が高く（数あるオイルの中でもトップレベルとのこと）、抗炎症作用もあります。

オイルのよさは、あまりよけいなものが入ってなくて、成分がわかりやすいことです。

30代を過ぎると肌自身が持つ保湿力が落ちてくるといいます。

そんなとき、保湿オイルが心強い味方になってくれます。

day 20

目元や鼻の立体感は自分でつくれる

年齢を重ねるにつれてまぶたが重く落ちてきて、目力も失われてしまいがち。目元もまた年齢があらわれやすい部分です。

でもご安心ください。目元年齢はいつだって若返ります！

次のエクササイズをやってみましょう。

《**やり方**》

❶ 人差し指でそっとまぶたを下げ、それに対抗するようにまぶたを上げ、目を開こうとする

❷ ❶を3～5秒間行い、人差し指を離す

目を開けてみてください。反動でまぶたが大きく開くような感覚はありませんか？

でもこれ、反動だけでまぶたが大きく開くわけではありません。

目元をぐるっと囲んでいる筋肉（眼輪筋といいます）をトレーニングしているので、重く、落ちてきたまぶたをパチッと開くことができるのです。

また、筋肉を動かすことで血流がよくなり、クマを改善する作用もあるので、目元年齢が一気に若くなるというわけ！

眉間から眉尻にかけて、眉の上を指でマッサージするのもおすすめです。やや強めの力で行うと、目元がスッキリして視界が開きます（91ページ参照）。

どちらも簡単にできるので、朝起きたときやメイクの前にぜひ試してみてくださいね。

ヨガの呼吸を続けていたら、鼻が高くなった

目元だけでなく、鼻の形だって変えることができます。

先日美容クリニックの先生に「ａｙａさんはビキンが発達していますね！」と言われました。

ビキンとは「鼻筋」。つまり鼻を覆うようについている筋肉のこと。西欧系の人たちの鼻すじがスッとしているのは、鼻筋が発達しているからだそうです。

わたしたちアジア人はもともと彫りが浅いのに加えて、年齢とともに鼻筋が退化す

るので、いっそう鼻が低くなってしまうとのこと。
ですが、ヨガには鼻筋を鍛える呼吸法があります。「片鼻呼吸法」といいます。

《**やり方**》

❶ 左手の親指で左の鼻を押さえ、右の鼻で息を吸う。3秒で吸う→3秒止める→3秒で吐く

❷ 左手の中指で右の鼻を押さえ、左の鼻で息を吸う。3秒で吸う→3秒止める→3秒で吐く

これを5~10回くり返します。
3秒呼吸を止めることが大事。止めることで、ちゃんと鼻の筋肉が使えるようになります。

いつ行ってもいいのですが、おすすめは入浴中です。蒸気によって鼻のとおりがよくなっているので、片鼻でもスムーズに呼吸できるはず。

毎日やっていると鼻筋が鍛えられるだけでなく、小鼻の形も整ってきます。鼻骨はほぼ軟骨なので、ほかの骨に比べて形が変わりやすいという特徴があります。その特徴を生かし、エステで行うリフトアップを毎日自分で行うわけです。

ちなみにこの呼吸はヨガの専門用語で「ナーディショーダナ」といいます。右鼻が交感神経、左鼻は副交感神経が司り、片鼻呼吸を行うことで交感神経と副交感神経のバランスを整える効果があるとされています。

自分で目を大きくできるし、鼻もシュッとさせることができる。顔って本当に自分で変えられるのです。

眼輪筋＆鼻筋エクササイズ

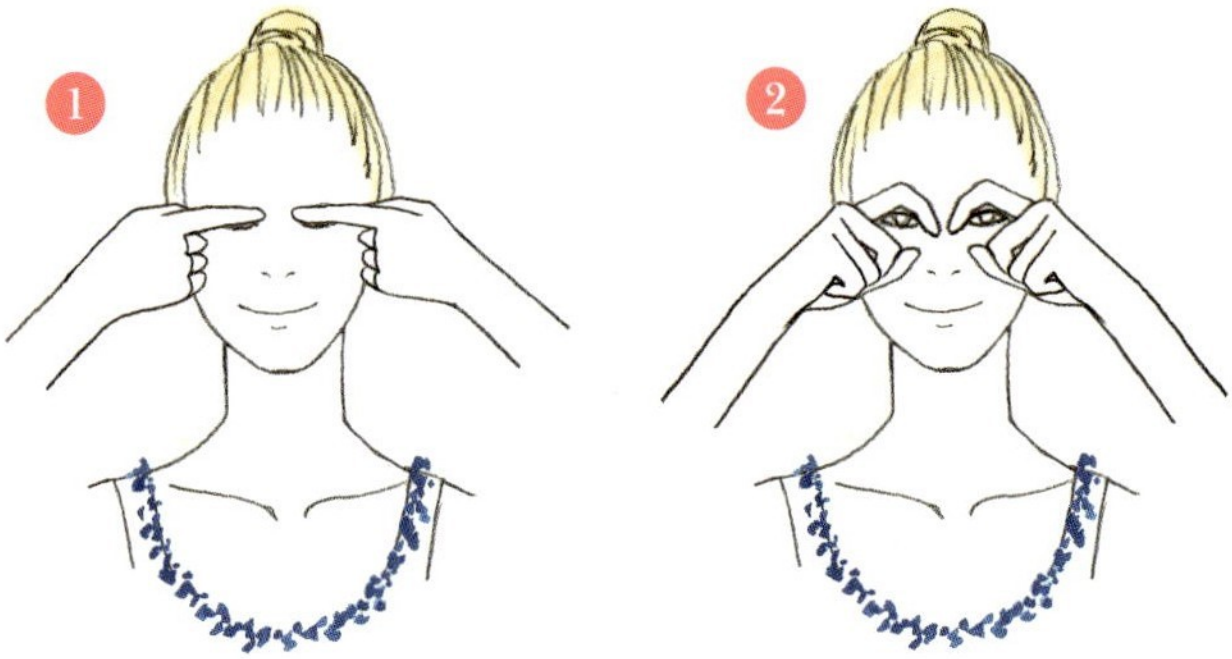

眼輪筋エクササイズ

❶人差し指をまぶたにあて、やさしく下向きの力を加えます。まぶたを閉じようとする力に逆らうように目を開けようとすることで、眼輪筋が鍛えられます。❷人差し指を「く」の字にして眉の上にあて、やさしく眉頭から眉尻に向かってマッサージします。

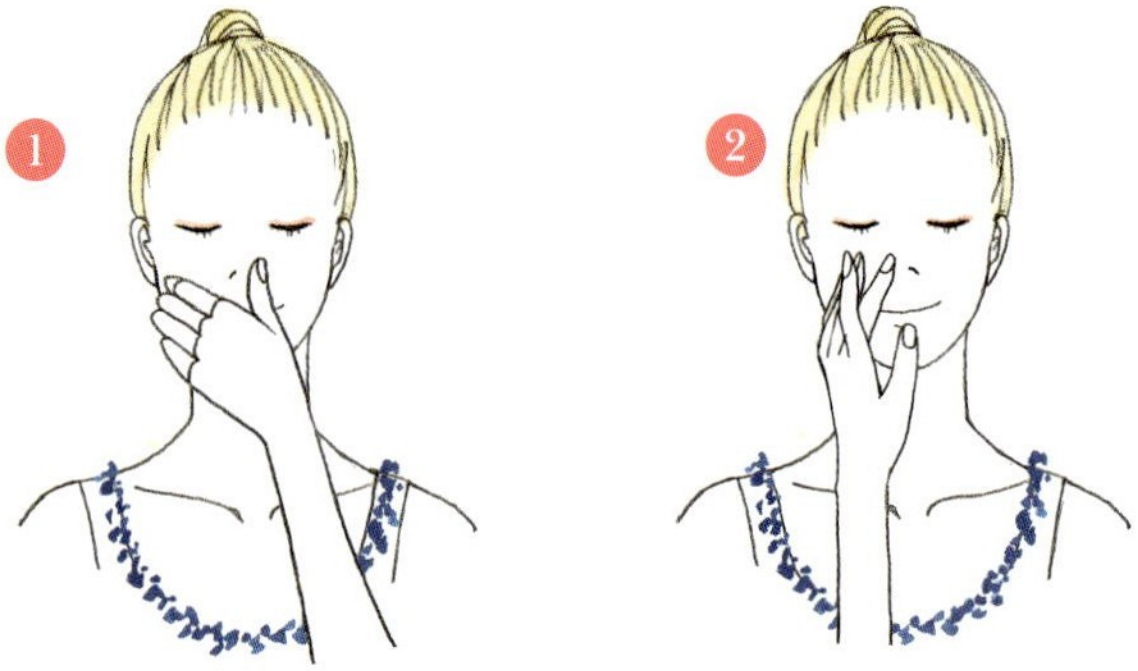

鼻筋エクササイズ

❶左手の親指で左の鼻を押さえ、右の鼻で３秒息を吸ったら３秒止めます。最後に３秒で吐きます。❷今度は左手の中指で右の鼻を押さえ、左の鼻で３秒息を吸ったら３秒止め、３秒で吐ききります。

オイル保湿は湯上がりよりも入浴前がいい！

顔だけでなく、全身の保湿にもオイルを使っています。お風呂に入った後に保湿するのが一般的かもしれませんね。わたしの場合は逆で、お風呂に入る前にオイルを塗っています。これもアーユルヴェーダの考えに基づいています。

アーユルヴェーダでは、オイルマッサージをした後に必ず「発汗」というプロセスが入ります。

汗をかくことは体温調節をするほか、カラダにとって不要なものを汗腺から出すことにもつながり、デトックス作用があると考えられているのです。

マッサージは「つまり」がちなポイントを攻める

オイルを塗ったら軽くマッサージをします。

マッサージのやり方は、足の指先からひざの後ろ、股関節といった「つまり」がちなポイントを中心になでるだけ。あとはこっている部分を指先でなぞって老廃物を流します。

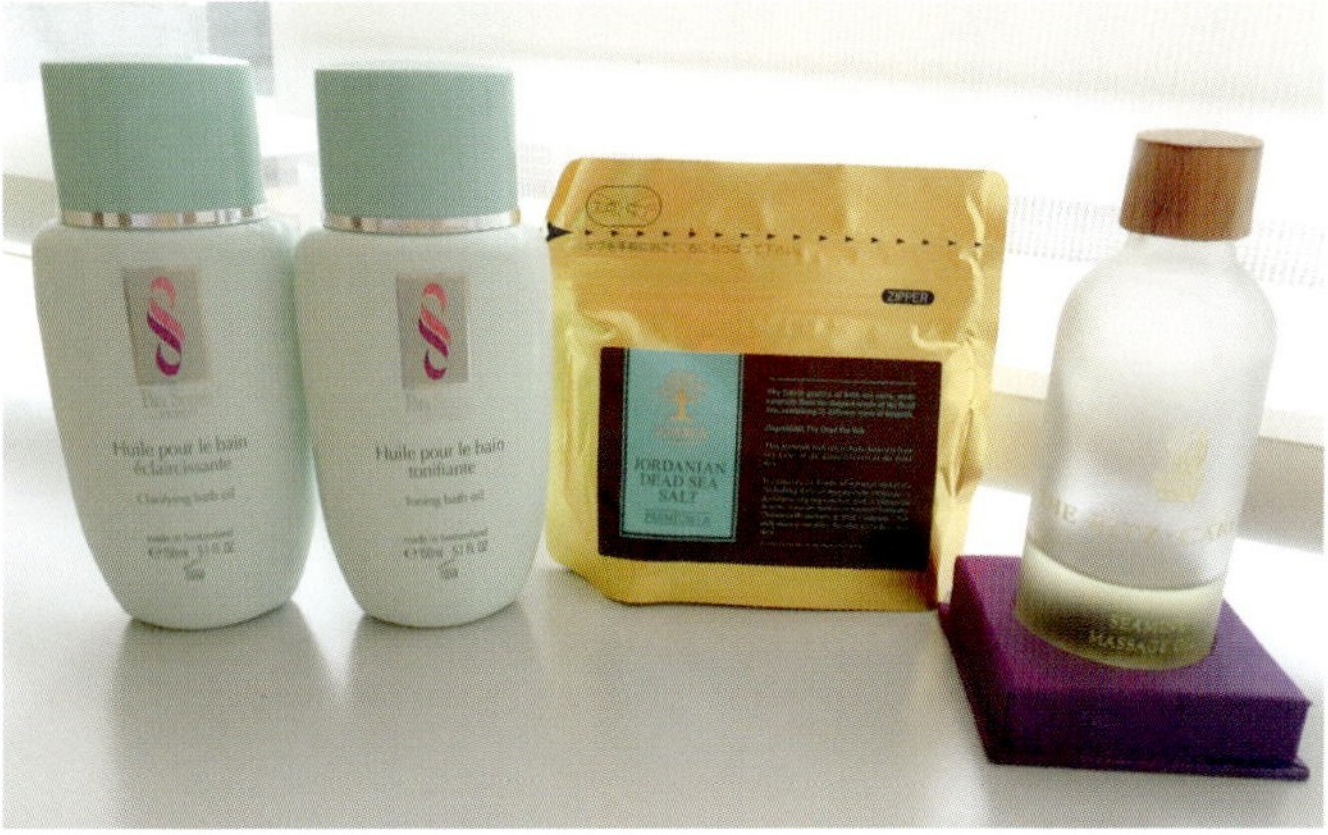

むくみ対策用にポールシェリーのバスオイル２種類を15年間愛用（写真左）。ボディオイル（右）はバリのリッツカールトンで購入。

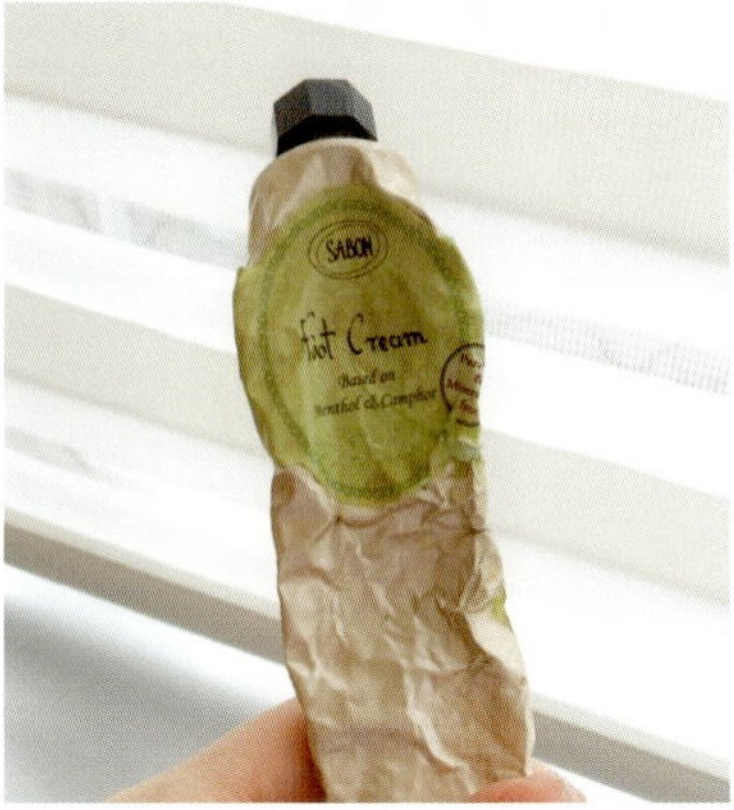

ヨガ中は素足なので足裏がガサガサしやすく、フットクリームが必需品。いままでたくさん試しましたが、これがいちばん！　お風呂で軽く軽石ケアをし、塗ってから靴下をはいて寝るとツルツルです。

すると発汗がよくなってきて、湯船に入ったり、髪を洗ったりするともう汗だく！

わたしの場合、30分かけて半身浴をするよりもしっかり汗をかくことができます。

オイルで軽くマッサージすることで古い角質はとれているので、ボディソープをあまり使いません。カラダの角質は湯船に浸かった後に、軽く手でこするだけでも取れているので、ナイロンたわしなどでゴシゴシこする必要はないのです。

マッサージに使うのは、基本的にアロマオイルです。カラダを温めたいときはジンジャー、巡りをよくして疲労を回復させたいときはグレープフルーツなど、目的に応じて使い分けたりしています。ブレンドして使うのもおすすめです。

お風呂から上がった後は、オイルのヴェールにカラダが包まれていますから、あとはひじ、ひざ、かかとなど部分的に保湿すればＯＫです。

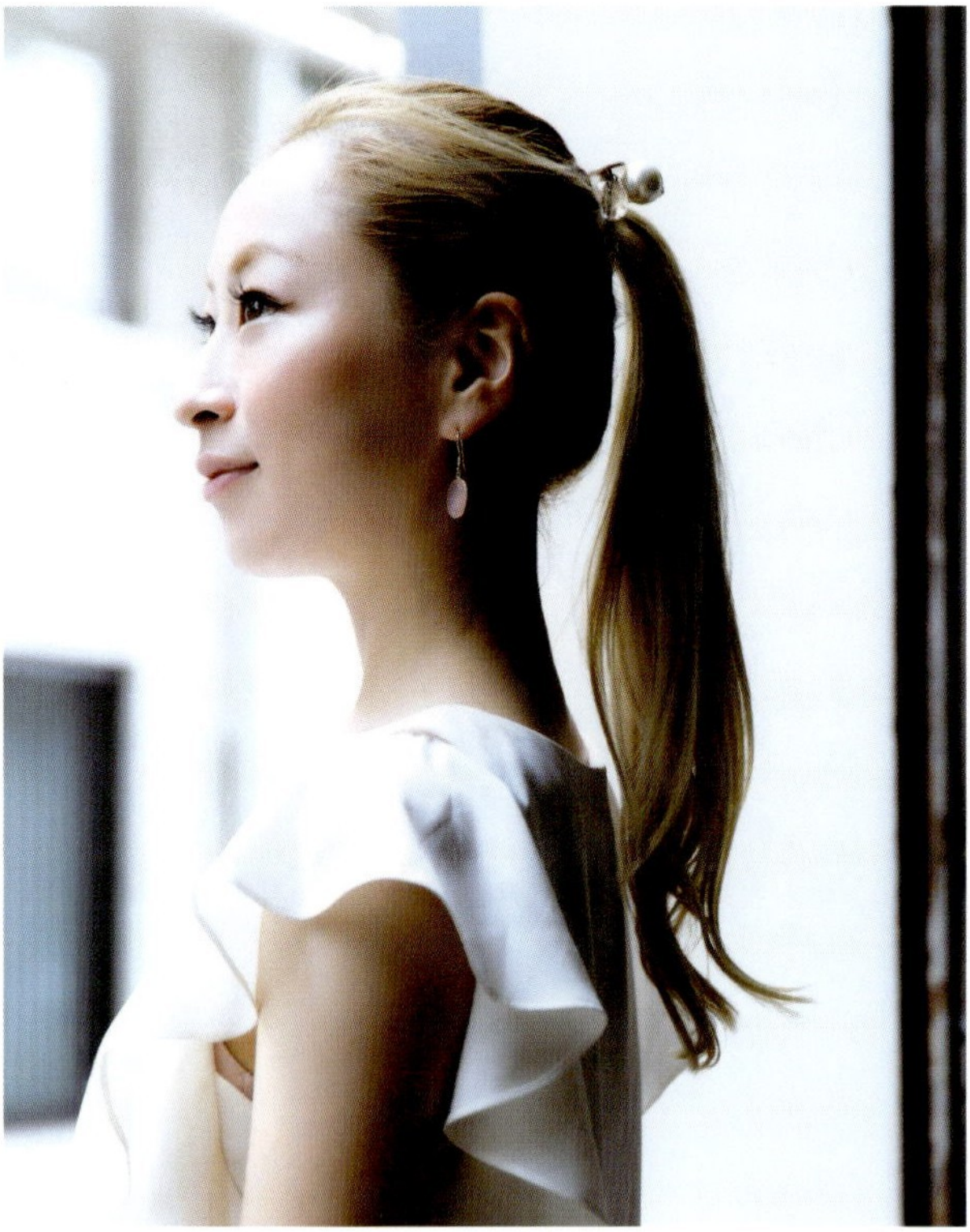

美肌には外側からと、内側からのケアが必須。その両方をかなえてくれるのがわたしにとってオイルなのです。さらに1か月甘酒を飲み続けた結果……どこから見ても隙のないコンディションに整いました。自慢の肌を見てください（笑）。

day 22

眠っている間に顔が大きくなる「合わない枕」の恐怖

「夜、寝ている間に顔が大きくなっているかもしれません」

そうお伝えしたら、みなさんびっくりするのではないでしょうか。

その原因は枕にあります。

眠っている間のくいしばりは筋トレに相当する

自分のカラダに合わない枕を使うと、首が疲れるし、血流が悪くなりますよね。

とくに高すぎる枕は肩が上がりやすくなるので、あごが前に出やすくなります。すると、頭を支えようと無意識に力が入ってしまい、睡眠中であるにもかかわらず、歯を食いしばってしまうのです。

食いしばりも習慣的になると、同じ場所に継続的に力を加えることになるので、一種の筋トレです。だんだんエラが張ってきて、最終的には顔が大きくなってしまいます。

余談ですが、先日お世話になっている歯科医師が「最近、食いしばりで自分の歯を割ってしまう人が多い」とおっしゃっていました。

食いしばっているときの力ってすごく強いということがわかります。それだけの力を毎晩かけ続けたら、顔の形を変えることぐらいたやすいことでしょう。


ということで、自分のカラダに合った枕を使うことはとても大切！

肩から背中にかけての筋肉（僧帽筋といいます）が正しい位置、リラックスできる位置に戻れば、あごも肩も正しい位置に戻り、くいしばることもなくなります。


自分のカラダに合った枕の選び方は専門の方におまかせするとして、ここではもっとも簡単な方法をお伝えしますね。

じつはわたしは枕を使っていません。

厚手のバスタオルをクルクルと丸め、首の後ろのカーブにあてて、枕の代わりにしています。タオルの厚みや丸め方によって高さは調節できるので、どなたでも使える方法です。

リラックスできることは、じつはとても大切。人間のカラダは正直なもので、自分にとって快適に感じる位置がそのまま正しい姿勢だったりするからです。

美人は必ず枕カバーにこだわる？

もうひとつ、枕カバーについてもお話ししましょう。

睡眠中、もっとも顔に触れているものは枕ですよね。枕カバーがガサガサしていると、何時間も皮膚をこするので、どんなに肌のケアをしていても台無しになってしまいます。

そこで、丸めたバスタオルの上にオーガニックコットン100パーセントのタオルを敷いて枕カバー代わりにしています。肌ざわりがやわらかいので、寝返りをうっても、肌への負担が軽減できるからです。

そちらもタオルでつくれるので、旅行や出張のときも、〝枕〟と〝枕カバー〟を持参しています。

aya流オリジナル枕のつくり方

首を反らさないことが重要。タオルの厚みや丸め方によって高さは調節できるので、あなたのベストフィットを探してくださいね。

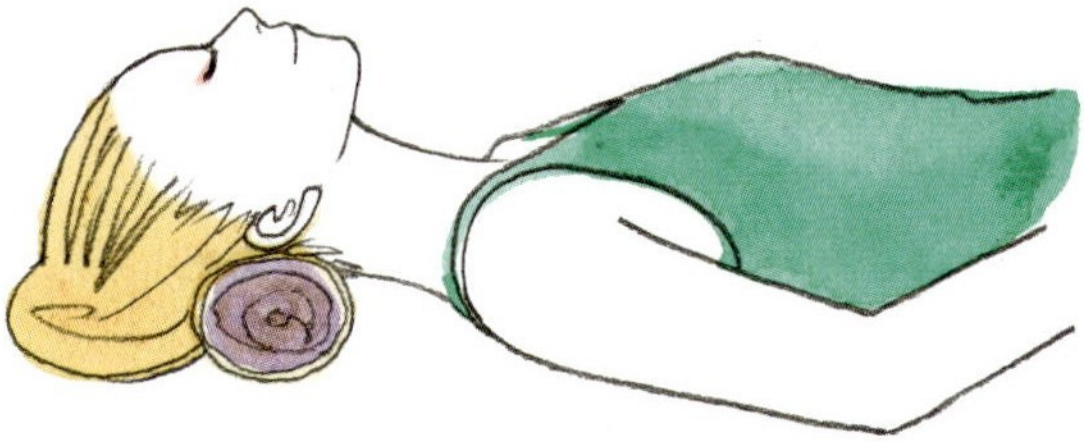

1

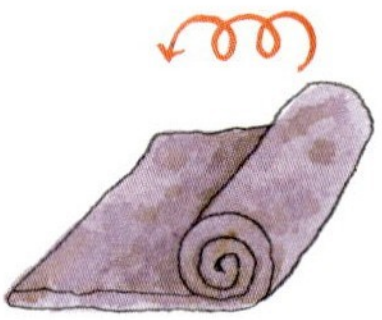

2

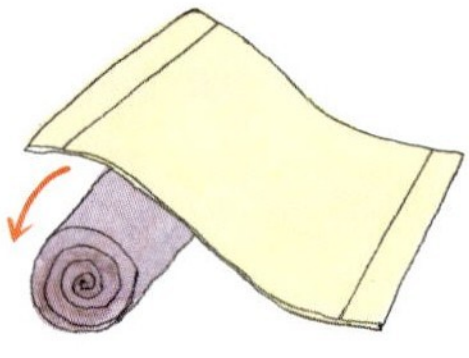

3

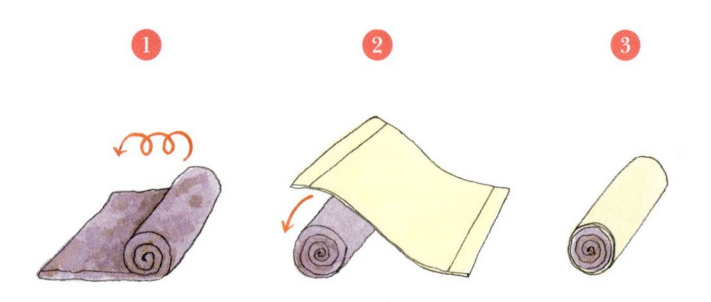

❶厚手のバスタオルをクルクルと丸め、❷その上にオーガニックコットン100%のタオルをかけて、❸できあがり。バスタオルを丸めただけでもいいのですが、別にカバーをかけたほうが、交換もしやすくおすすめです。

day 23

どんなときも顔を上げて、重力に負けない

顔にあらわれるシワも日常生活の積み重ねによるものです。法令線だって、日常のくせを意識することで深くも薄くもなります。

時々「ａｙａさんの顔にはぜんぜん法令線がないですね」とほめていただくので、自分の生活を振り返ってみたところ、日常生活で長時間下を向く機会が少ないからかもしれない、と思いあたりました。

下を向いた顔をそのまま手鏡で見てみてください。なんとなくいつもより老けて見えませんか？

もっと怖いのはほおが下がることで法令線ができ、その状態が長く続くほど、そのまま刻まれてしまうこと。首にも、しっかりとシワが刻まれてしまいます。

やはり顔を上げて、重力に負けない。

ちょっとしたことのようですが、意味はあります。

デスクワーク中心の仕事だと、どうしても下を向くことが多くなってしま

いますよね。でも、意識だけは「顔を上げておこう」と思ってもらいたいのです。たとえば歯磨きのときも、顔を上げて！　なんとなく下を向いていませんか。わたしは斜め上45度に顔を上げて歯を磨きます。こうすると奥まで歯ブラシが届きやすいし、法令線も首のシワもピンと伸びます。

伸ばすことで首の前側の筋肉もストレッチできるので、一石二鳥です。

ついでに髪のことについてお話しすると、シャンプーをするときは、頭皮をやさしくマッサージするように気をつけています。

頭皮にある毛根は傷がついてしまうと再生せず、毛髪が生えてこなくなるためだんだんと薄毛になってしまうそうです。ガシガシと力まかせにシャンプーすることは摩擦で髪を傷めるだけでなく、地肌を傷つけてダブルの意味でよくないのです。

髪についてよく質問いただくのは、「脱色して染めているのに、なぜそんなにツヤツヤしているの？」ということでしょうか。本の表紙の写真でもわかるとおり、バービー人形に憧れているわたしは、この数年来ずっと金髪にしています。

髪をまとめるときはワックスを使わず馬油で押さえていますが、それ以上に食べているものが影響していると感じます。とくにオイルの影響は大きく、食事で意識的にオイルを摂るようになって、髪のツヤがよくなったと実感しています。

そんなこともあり、食べるものから、カラダに塗るものまで、わたしのオイルへの信頼は絶大で、いろいろな方にオイルをおすすめしてしまう理由です。30歳を過ぎたらカラダの内側にも外側にもオイルが必要だと実感しています。

ドライヤーで髪を乾かすときは下を向く

最後に、髪の毛のケアについてもお話ししますね。

ドライヤーをかけるときは、髪の量にもよりますが、最初の3分から5分間は、頭を下に向けて髪を乾かします。

これには理由があって、乾きにくい髪の根元に温風を送って髪を早く乾かすため。ドライヤーのあてすぎは髪の乾燥につながるので、コンディションのよい髪を保つにはなるべく早く乾かしたほうがいいと考えているからです（顔を下に向けることになりますが、歯磨きのときに上を向いているので、よしとしていますし、首にシワが

歯磨きとドライヤーはこんなふうに

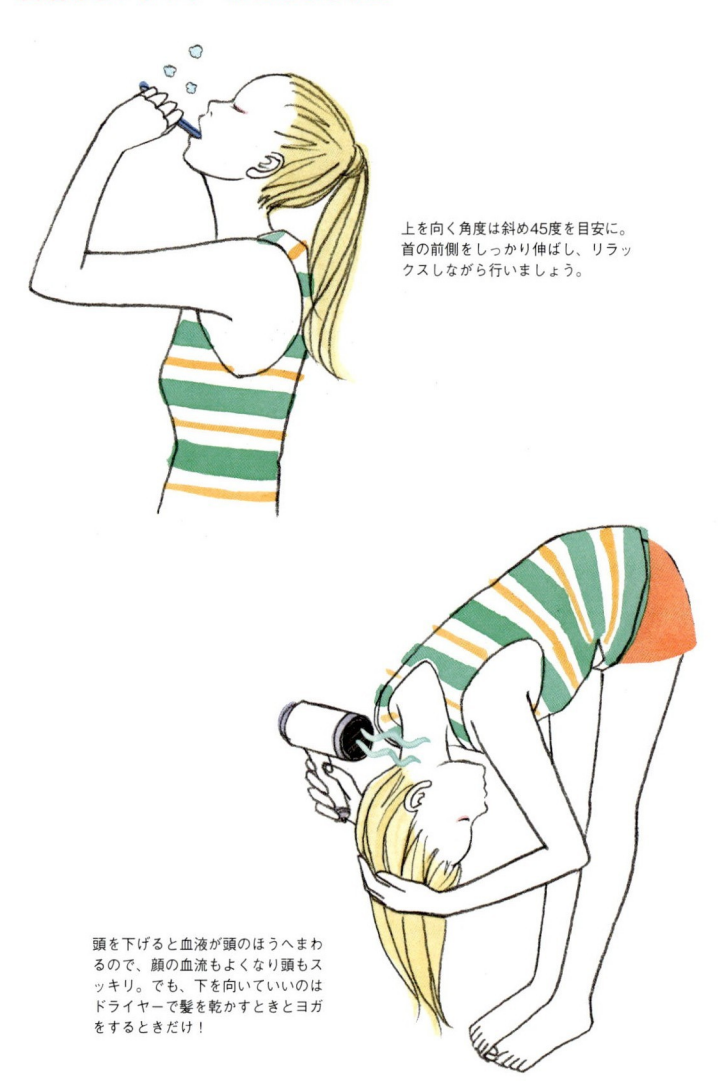

上を向く角度は斜め45度を目安に。首の前側をしっかり伸ばし、リラックスしながら行いましょう。

頭を下げると血液が頭のほうへまわるので、顔の血流もよくなり頭もスッキリ。でも、下を向いていいのはドライヤーで髪を乾かすときとヨガをするときだけ！

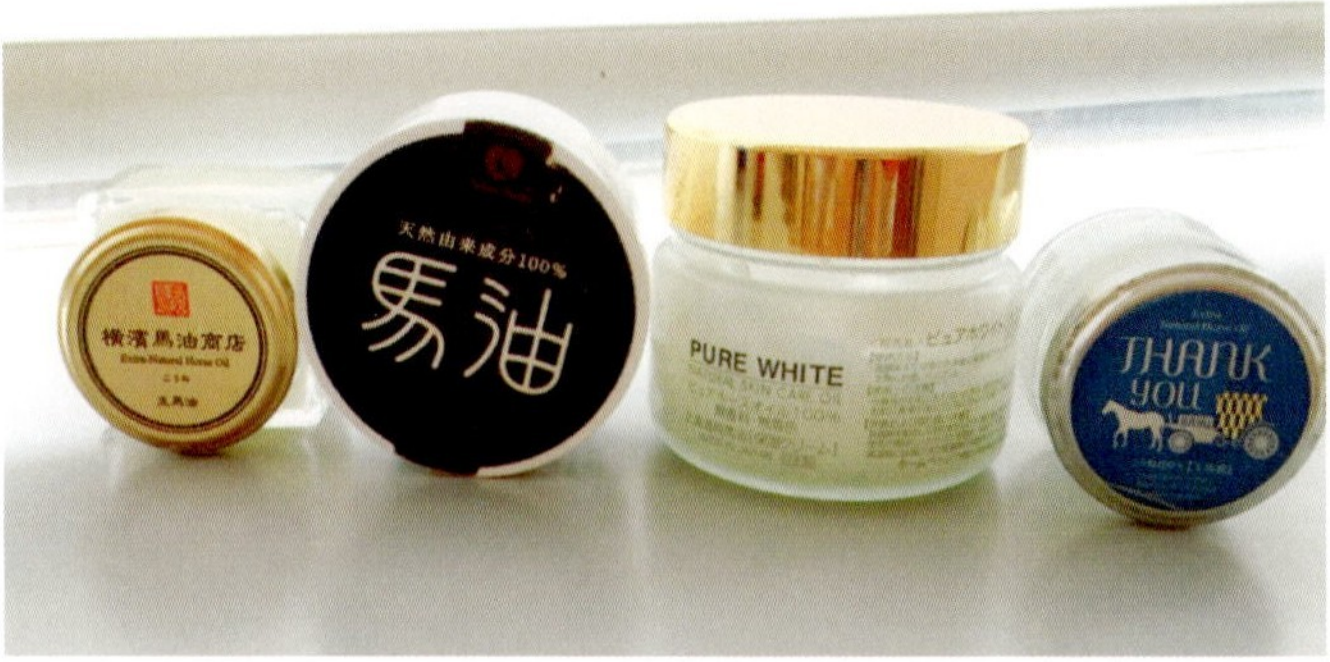

馬油はタイプ違いで数種類もっていて、髪や顔、全身に使用します。頭皮や毛先につけて乾燥防止＆ダメージケアに。馬油は浸透力が高いのでベタつかずに使えます。

入らないよう、前屈のような姿勢をとります）。乾燥しやすい毛先になるべく温風をあてないための方法でもあります。

じつはもうひとつうれしい効果があります。下を向き、自然と首の後ろにドライヤーの温風があたることで、頭部に血流が戻りやすくなり、顔のむくみ、くすみがとれやすくなるのです！　前屈姿勢をとることで、腰を伸ばすことにもなります。

根元が乾いたら、頭を起こしてざっと冷風をあてて終了。この方法だと髪が傷みにくいので、わたしのようにカラーリングしている人にはとくにおすすめです。

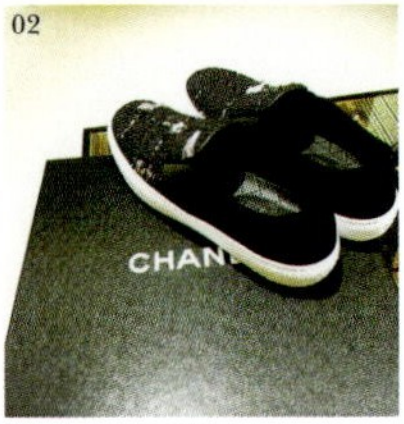
02

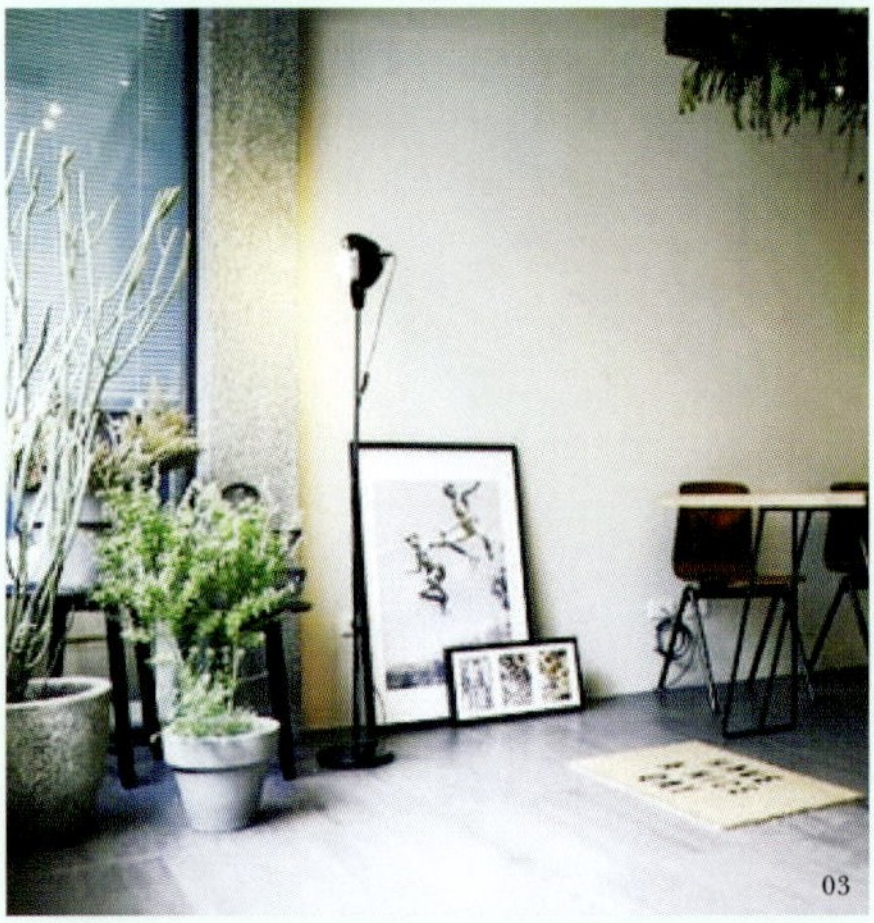
03

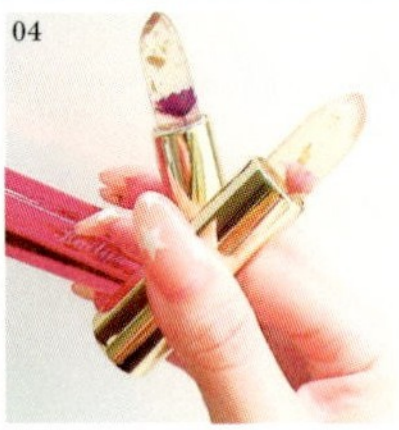
04

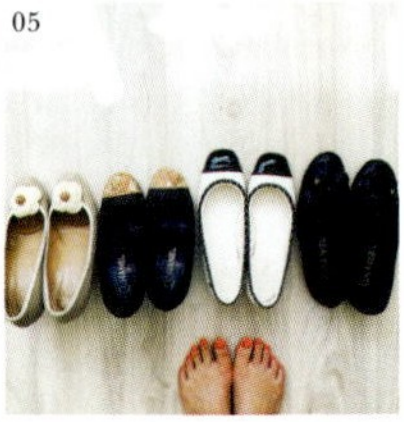
05

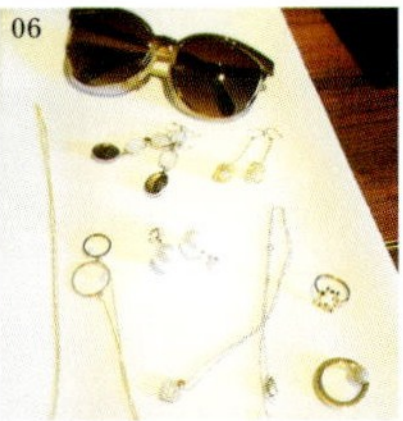
06

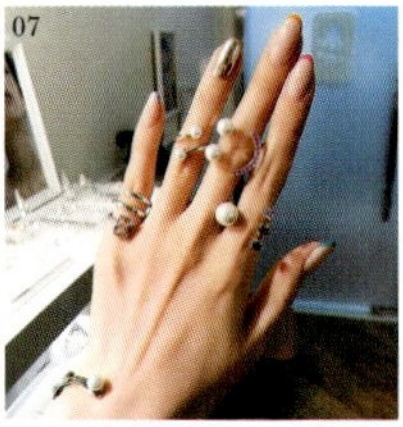
07

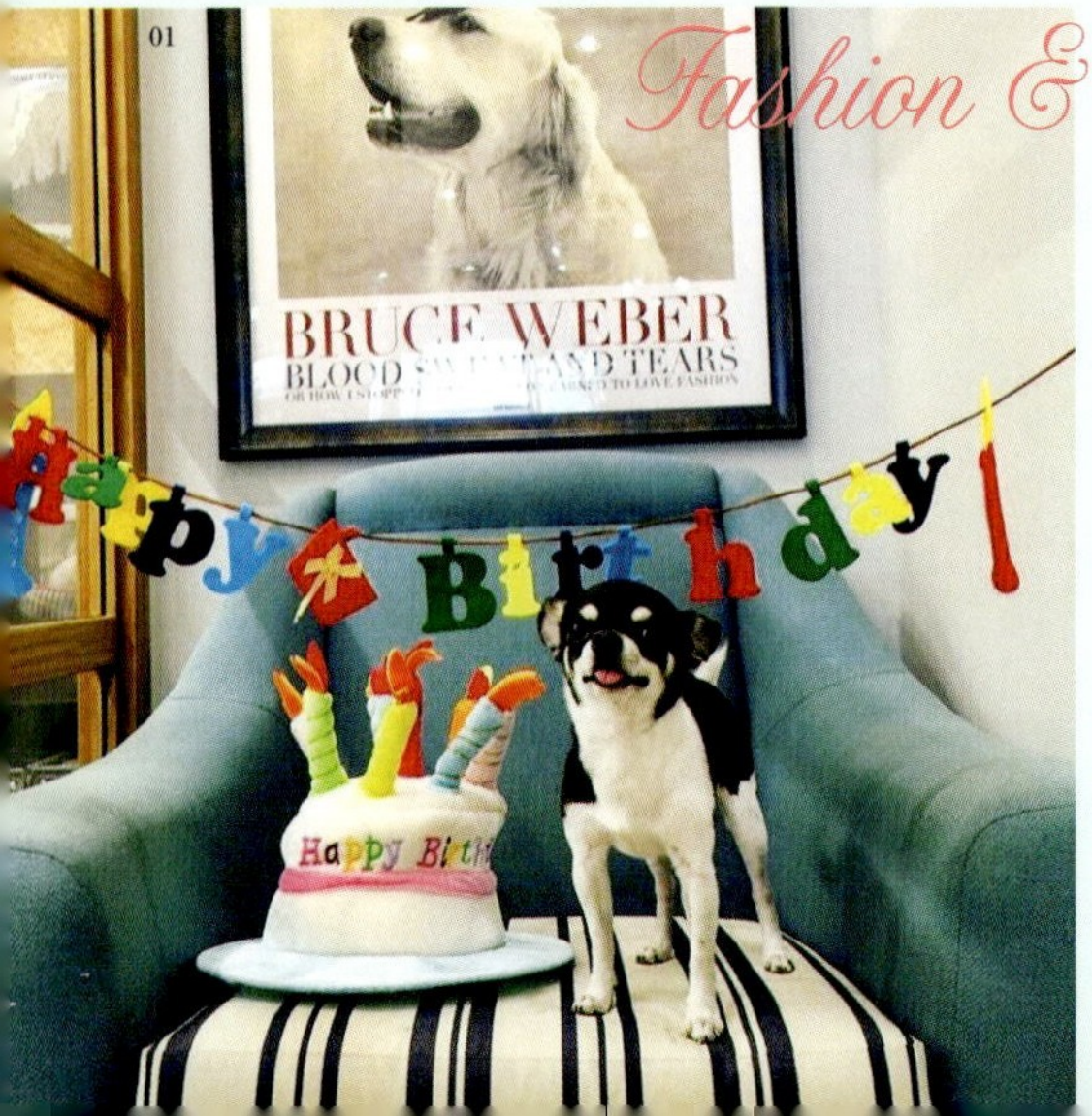

01

Fashion & Cosmetics

女性であることを楽しむ

01 最愛のパートナー、チワワのジジです。誕生日パーティでごきげん。02 パリに住んでいたときに働いていたのが「シャネル」。スニーカーラインはシンプルデザインで履きやすい。03 台湾の自宅を初公開〜！04 自分の体温や唇のpHにより色が変わり、中に入った花はひとつとして同じものはないというカイリジュメイのリップ。ずっとほしかった〜。05 シャネルのフラットシューズにヨガウェアがわたしの定番。06 旅のパートナーたち。旅先でもおしゃれを楽しみます。07 ネイルや指輪で手元を飾る。これも女子ならではの楽しみですよね！

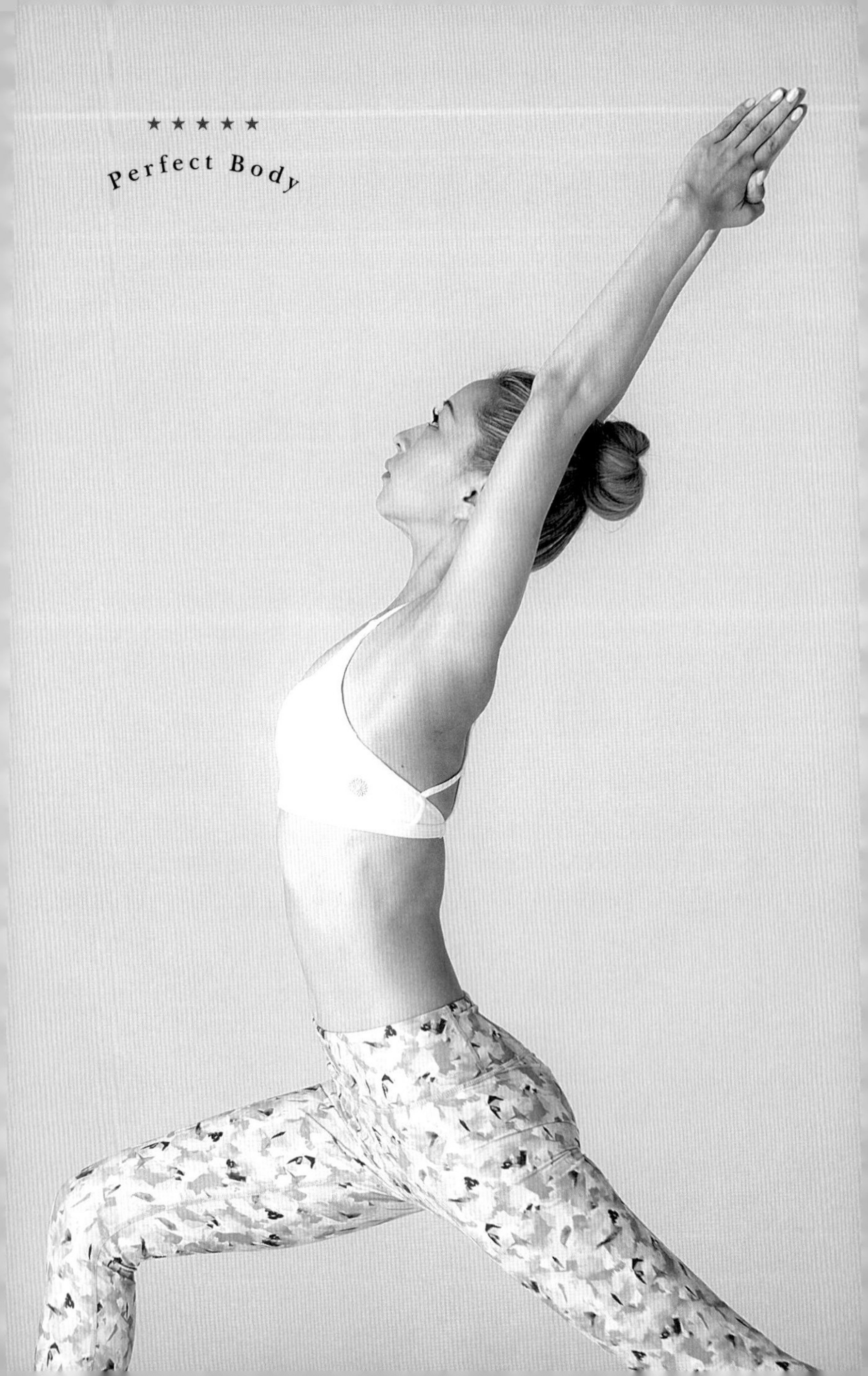
★★★★★
Perfect Body

Chapter 4

カラダは美しく。心はかわいらしくあるために

外側に放った意識を瞑想3分間で自分の元に取り返す

交通事故の後遺症から解放してくれた。

ぽっちゃり体型だったわたしをバービーボディに変えてくれた。

たくさんの出会いとチャンスをくれた……。


わたしにとってヨガの魅力は尽きることがありません。

そのなかでもとくに「これがあるからヨガを続けているんだな」と思うことがあります。それが瞑想です。

瞑想のベストタイミングは、帰宅してすぐ

わたしたちには視る、聴く、触る、味わう、嗅ぐという五感があり、その五感をとおして外界と向き合っています。つねに意識を外側に向けています。

瞑想と聞くと、ほとんどの人は安楽座を組んで静かに目を閉じ、心を無にして……というイメージがあると思います。

しかし実際にやってみると、どうでしょう。意外に雑念が湧いてきてうまく集中できないのではないでしょうか。

起床時や夜寝る前などの静かな環境で行うとよい、などと言われますが、瞑想に慣れていない場合、そういったシチュエーションではかえって集中できないのではないかと考えています。

瞑想をするなら、気持ちが高ぶっているときこそチャンスです。たとえば外出先から家に戻ったとき、なんとなくホッとしますよね。そのときの感情の落差をうまく活用します。

ホッとする＝リラックス状態に入りやすいということ。

仕事や買い物から帰宅し、上着を脱いでカバンを置いたら、すぐに座って目を閉じてみる。そしてそのまま3分呼吸する。

こんなやり方でも十分瞑想できますし、忙しく行動したあとほど、1回全部をポンッと脇に置いてそのまま呼吸に集中し、いまの自分を観察するといいと思います。

ちなみに、わたしのヨガクラスはポーズをとりながら瞑想状態に入れるプログラムになっています。

とくにポーズをとるカウントの速さに特徴があり、次々とカラダを動かさなくてはいけません。

動きだけに集中し、雑念が入る余地がなくなるので、五感を最大限に内側に向けて集中することができるのですね。

こういった動きながら集中することを「動的瞑想」といい、これも瞑想法のひとつです。

外出先から家に戻ったときは、五感が「オン」から「オフ」に切り替わる最中なので、いわば「動的瞑想」のような状態で瞑想することができます。

最終的には静かに、リラックスした環境でも瞑想できるようになるのが理想的ですが、瞑想をはじめて間もないとか、どうしてもうまく集中できないという場合は、「帰宅してすぐ」のタイミングをぜひ活用してみてください。

まずは3分間！　あとは好きなだけ時間を延ばしてもいいし、うまく瞑想に入れないときは無理に行わなくても大丈夫です。

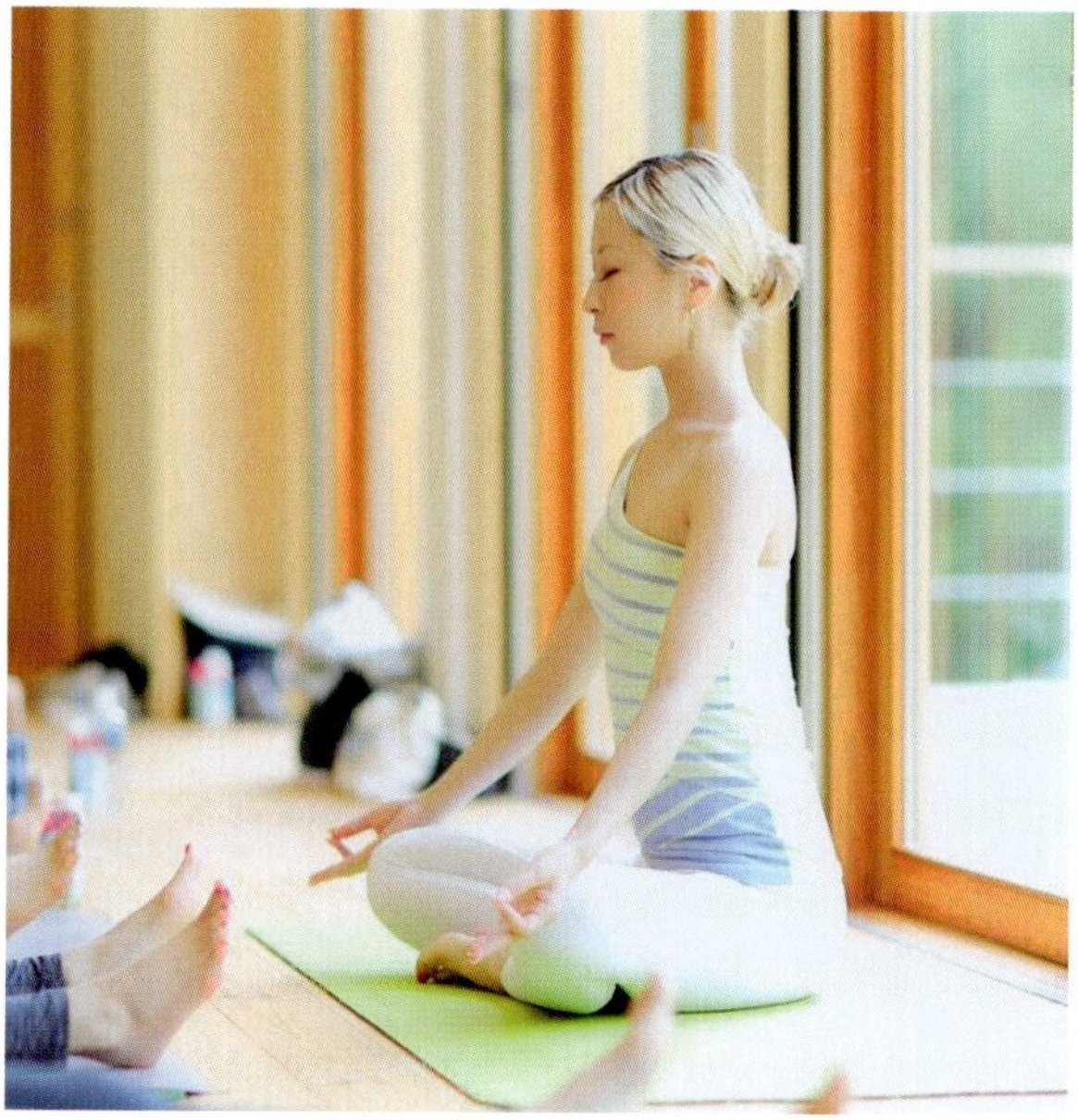

ayayogaリトリートin長野での瞑想タイム。リトリートとはふだんの生活とは違う場所で、ヨガを行い、その土地のものを食べ、心身をリセットすること。ヨガの生徒さんと一緒に行う毎年の恒例行事です。じつはみんなで行うことが重要で、誰かと時間を共有し、助け合うというヨガの精神を学ぶ場所でもあります。

水がすべてを洗い流す 雨の日の瞑想

瞑想するとどのような効果があるのでしょうか。

瞑想とは、その意識を内側に向けること。究極の集中であると、わたしは考えています。

また、ゆっくりと呼吸をすることで副交感神経が優位になっていくので、精神的に安定する効果もあります。自分を客観視する余裕が生まれ、ちょっとしたストレスを流せるようになります。

自分が何に悩んでいるのか、じつはどうでもいいことにいつまでも悩んでいた、そんなことに気づかせてくれるのも瞑想の魅力のひとつでしょう。

よいことも悪いことも、いったん受け入れてみる

わたし自身、瞑想をするようになって、自分を客観視できるようになりました。

すると、「いま自分は働きすぎているな」とか、「ちょうどいいバランスだな」とか、よいことも悪いことも、すべてをいったん受け入れられるようになります。

いままで「どうしよう、どうしよう」と焦っていたことや苦しんでいたことが、意外と何でもないことだったとわかってきます。

そうすると、次に自分が何をするべきかわかるようになってくるのですね。なぜなら、瞑想は同時に、自分に自信をとり戻す作業だからです。

自分に自信があれば、たとえ仕事で失敗したり、トラブルがあったりしても、「申し訳ございませんでした。次はこのようにいたします」と素直に謝れるし、誠実になれます。

心がこり固まっている状態だと、人に謝ることもできなくなります。

ヨガの世界では、雨の日は瞑想に向く日と言われています。

その理由は「水」に関係があります。

もともとわたしたち生物は、海で誕生しました。潜在的な意識の中に、水の音が心地よいとインプットされているのでしょう。だから、雨の日はリラックスしやすく、意識を内側に向けやすいようです。

水には浄化作用があり、いらないものを雨が洗い流してくれるというイメージもありますよね。毎日忙しくて、なかなか瞑想をする時間がとれないのであれば、「雨が降ったら瞑想しよう」とするのもよいかもしれません。

水には浄化作用があるという意味では、バスタイムもりっぱな浄化の時間になります。

わたしはイヤなことがあった日は、お風呂の中でブツブツ言って吐き出しています。

お風呂はわたしひとりの守られた空間ですから、いくらでも本音を言えます。

口に出すことで何かが解決するわけではないけれど、ちょっとスッキリするし、「わたしはこういうことを考えているんだ」ということがわかって、物事を整理できます。

ただし、最後は必ずポジティブで終わらせること！

最初は腹が立っていても、ブツブツ口に出すことで気持ちを整理して、最後は「こうしよう！」と前向きに終われば、お風呂の中に悪い気も溜まりません。

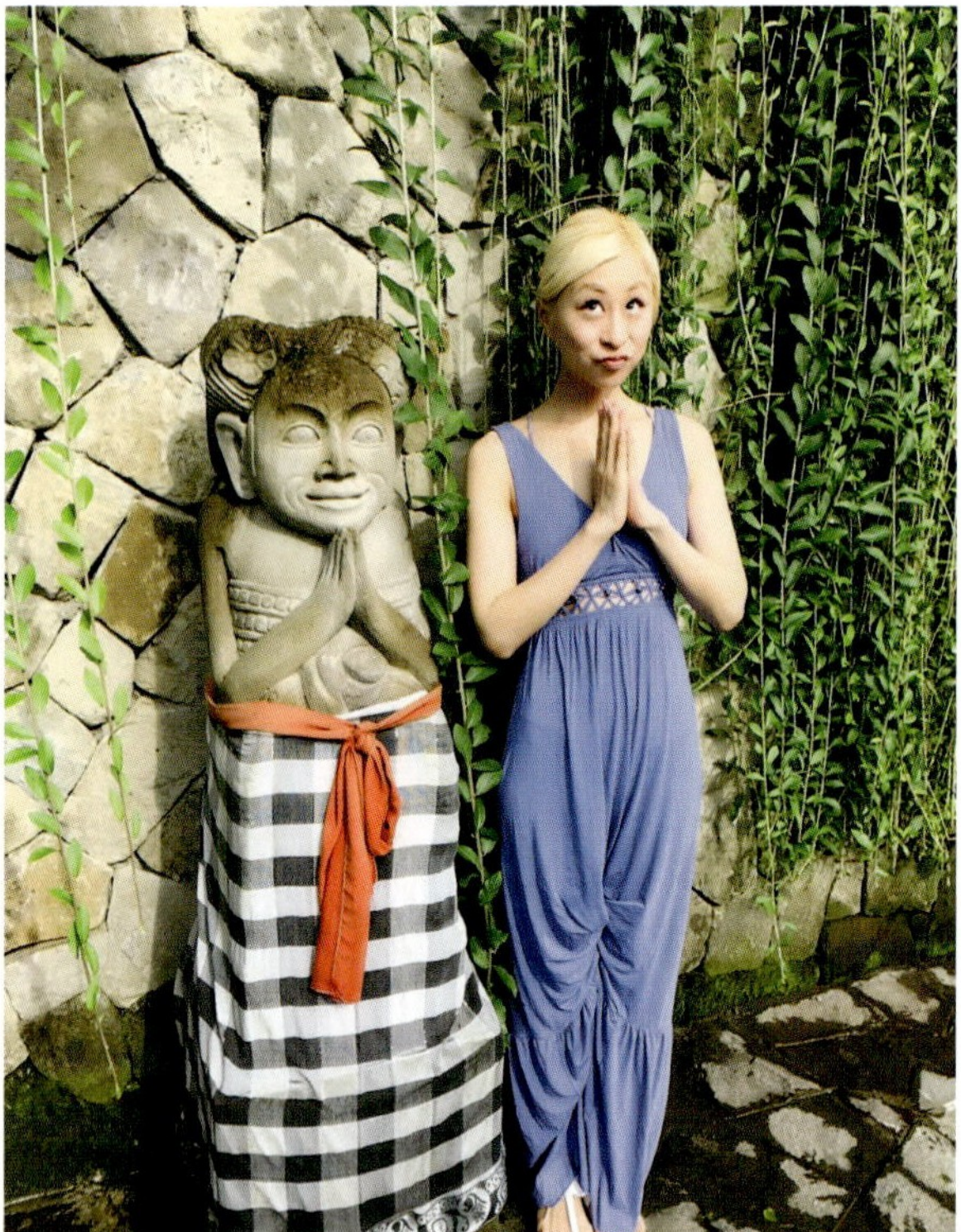

お茶目な神様見つけた！　これはバリで行ったリトリート中の１枚。リトリートではヨガだけでなく環境すべてを楽しみ、五感を刺激します。

day 26

人生をまっとうするための すべてがつまった ヨガの「八枝則《はっしそく》」

いい機会なので、瞑想と悟りについてもお話ししたいと思います。

ヨガの基本的な考え方に「八枝則」というものがあります。

「ヨガ」という大木にそれぞれの意味をもった8つの枝がある、とイメージしていただくとわかりやすいかもしれません。

ヨガのゴールに到達するための考え方と方法が8つの段階で示されていて、「考え方」「プラクティス（カラダの動き）」「瞑想」で成り立っています。

1番目と2番目の枝は、やっていいこととやってはいけないことの教えを意味します。

わたしたちが小さなころから親や先生に言われてきたこと、たとえば「誰かを傷つけてはいけません」「人には親切にしましょう」といったことなどです。

ヨガのことをもっと知ってもらいたいので、もう少し詳しくお話しさせてください。

1番目はサンスクリット語で「ヤマ」といいます。これは自制を意味し、人や社会に対してやってはいけないこと、環境と人間が相互に関係を保っていくための教えです。

2番目の「ニヤマ」では、自分に向けての考え方を説いています。自分に対して積極的に行うべきこと、精神的に守るべきことについて。自我の進化と発生についての教えです。


3番目と4番目の枝がプラクティスについての枝です。

3番目が「アーサナ」。これはおなじみ、ヨガのポーズのことですね。動く瞑想状態を築くことを目的とし、筋肉や骨格、内臓、器官を調整し、心の安定をもたらします。性格や習慣にも影響を及ぼすとされています。

4番目が呼吸のプラクティスである「プラーナヤーマ」。ヨガにはたくさんの種類の呼吸がありますが、すべてに意味があります。

呼吸によって宇宙のエネルギーをコントロールし、カラダや心とつなげることに意識を向けていきます。

そして、5、6、7番目の枝が瞑想（それぞれ、プラティヤハーラ、ダーラナ、ディヤーナ）についてです。「瞑想」ひとつとっても細分化されていて、それぐらいヨガにおいて瞑想は重要視されているのです。

そして最後の8本目の枝が、悟り（サマーディ）です。最終段階では理知の領域を超えた、至福の喜びの状態を意味します。

わたしたちは毎日「悟り」に向かって歩いている

では、悟りとは何か。

一般的には完全に無欲な状態と言われていますが、欲をなくすのはとても難しい。「I want to」ではじまるものはすべて欲になりますから、寝たい、トイレに行きたい、食べたいということすらも欲になるわけです。

でも、それらをなくしてしまうと日常生活が成り立ちませんよね。それで、もしかしたら自分の肉体がこの世から去る瞬間が悟りなのかな？　と思うようになりました。もしそうだとすれば、悟りを目指して生きなくてもわたしたちは、毎日毎日悟りに向かって歩いているのかもしれない。

悟り自体を求めることよりも、どうやってそのときを迎えるかのほうが、もしかしたら大事なのかもしれない。

あらためて「八枝則」を見つめ直してみると、悟りの前にアーサナプラクティス＝ヨガがあります。

それは健康であることこそ、よき人生を生きること。悟りを得られる、最善であることなのだと思います。

カラダを整えることで、心を整える効果も見逃せません。

人の心はそんなに簡単じゃない。「はい、笑って！」と言われても、悲しいときは悲しくて、バランスをとるのは難しいのです。

だから、まずはコントロールしやすいカラダを動かすことによって、カラダとつながっている心をコントロールしようというのが、ヨガの考え方。

知れば知るほど、ヨガって深いなぁと思っています。

day 27

「わたしは大丈夫」その言葉で救われるときもある

数年前、腹膜炎で緊急入院しました。

そのちょっと前から調子が悪かったのですが、すでにヨガのクラスを持っていましたから生徒さんにご迷惑をかけたくないその一心で、不調を押してレッスンをしていたことも原因だったかもしれません。

あまりの激痛で家で倒れたとき、たまたま近くのスタジオにいたスタッフが駆けつけてくれました。そのとき、

「ａｙａさん大丈夫ですからね！　もう病院に着くから大丈夫だよ!!」

とくり返し声をかけ続けてくれました。

「大丈夫」という言葉は、元気なときには何も響かないんです。

だけど、「これはもう死ぬかも！」という究極の状態ではなんと心強かったことか！

担当してくれた医師からも「意識を失わなくてよかったですね。あのときもし意識を失って心臓が一瞬でも止まっていたら、後遺症が残っていたかもしれませんよ」と言われました。

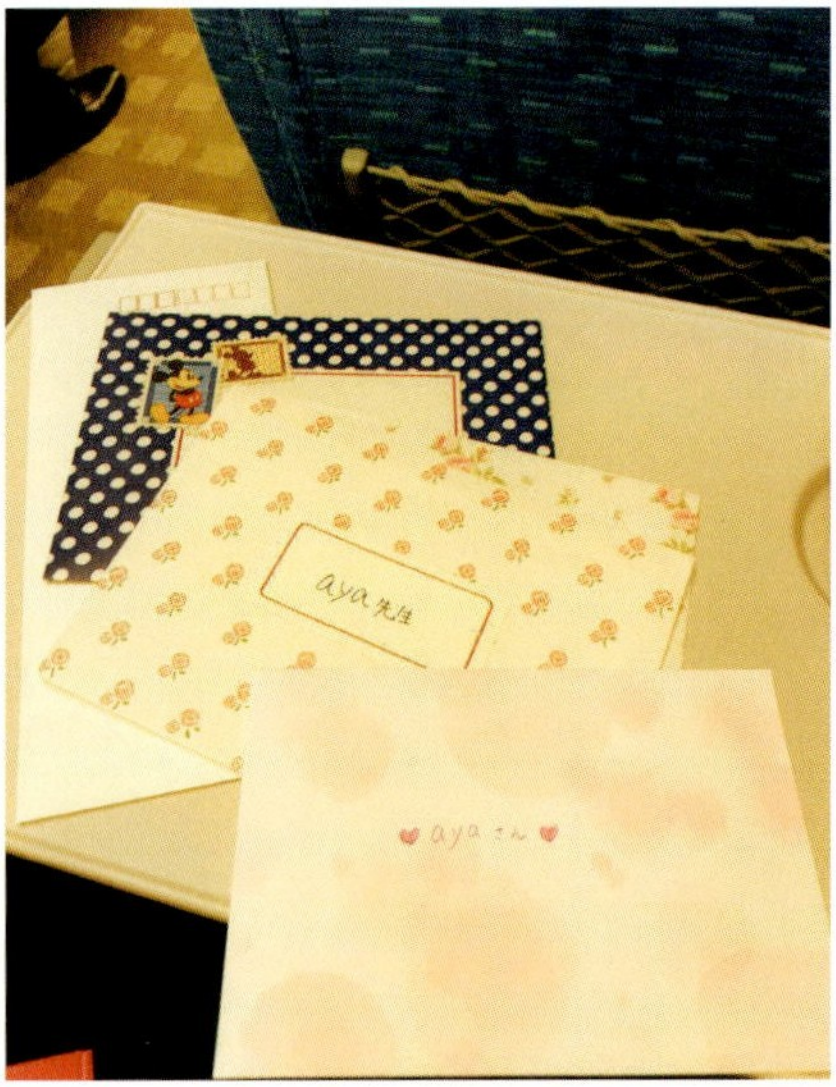

前向きにヨガに取り組む思いがあふれた生徒さんからの手紙に、元気をもらうこともたくさん。東京以外でヨガクラスを行うときは朝4時半起床、東京帰宅は深夜過ぎなんてこともありますが、でも疲れより、パワーをいただくことのほうが多いのです。

言葉の力は思っているよりも強い！

「大丈夫」という言葉によって、わたしは救われたのだなと思います。

スタッフが来てくれるまでの間も、自分で自分に「わたしは大丈夫、わたしは大丈夫。ゆっくり呼吸しよう。必ず誰かが助けに来てくれるから」と言葉がけをしていました。

それもあって、ずっと意識を失わずにいられたのでしょう。

言葉の力は、確実に精神に影響を与えます。だから、いざというとき、自分で自分に「大丈夫」と言ってあげるのです。

day 28

呼吸は音楽のようなもの
美しいメロディがエネルギーを呼び込む

生徒さんに「ヨガをはじめて何がいちばんよかったですか？」と質問すると、意外にも「呼吸が気持ちいい」「深い呼吸でリラックスできる」という答えが返ってきます。

わたし自身、カラダがしんどいときや気持ちがあわただしいときほど呼吸の効果を実感します。

先ほど自分が倒れた話をしましたが、そのときにゆっくり吸って、ゆっくり吐いて……というヨガの呼吸を続けて、激痛から少し冷静になれたこともそうです。

性格的にあまりあわてたり、パニックに陥ったりすることはありませんが、ここぞというときは意識的に呼吸を整えて、自分をリラックスさせています。

出産を経験した方たちも、「ヨガを続けていたから、つらい出産中でもとにかく呼吸を続けることができてよかった」と口を揃えておっしゃいます。

痛みには波があるので、深く呼吸をしていると、痛みが治まるタイミングが自分でわかるようになります。

もちろん、呼吸によって痛みがなくなるわけではありません。しかし、呼吸をして脳に酸素を送り届けることで、痛みによって朦朧《もうろう》としていた意識が覚醒していくように思います。

深い呼吸で代謝がよくなり、巡りのよいカラダに

ヨガの呼吸法にはいろいろな種類があり、89ページで紹介した「片鼻呼吸法」はそのひとつです。

ヨガの呼吸の基本は、鼻からゆっくりと吸って、鼻からゆっくりと吐く。「吐く呼吸は、吸う呼吸の倍のカウントがよい」と言われていますが、最初はなかなか難しいかもしれません。慣れるまではあまり気にしなくて大丈夫です。

慣れないうちはヨガのポーズの最中に、吸う、吐くといったタイミングが逆になることがよくありますが、やっているうちに慣れてきます。まずは呼吸ができていれば大丈夫です。

わたしは、呼吸は音楽のようなものと考えています。

自分のカラダをひとつの楽器だと思って、美しい〝メロディ〟を奏でましょう。

吐く息も吸う息もスーっと美しく。ガサガサした雑音が入らないように。

音楽のクレッシェンド、デクレッシェンドと一緒で、いきなりたくさん吐いたり吸ったりするのではなく、ゆっくりと吐く、吸う、をくり返しながら、ゆっくり深く広げていきます。


呼吸は酸素を取り入れる行為そのものなので、深く呼吸ができるようになると血流がよくなり、肌の細胞に酸素や栄養素が行き渡るようになります。

どんなに高価な化粧品を使っても、代謝がよくなければ肌は美しくなりません。深い呼吸が代謝を促し、美肌をつくるはじめの一歩になります。


ちなみにヨガの世界では、呼吸をすることはエネルギーを取り入れることを意味します。鼻をとおった空気が水けを帯び、蒸気と蒸気をこすり合わせることで発生する熱を取り入れていると考えられています。

呼吸をすることで心身を浄化し、活性化する。だからこそヨガでは呼吸はとても大事なメソッドであり、さまざまな方法があるのです。

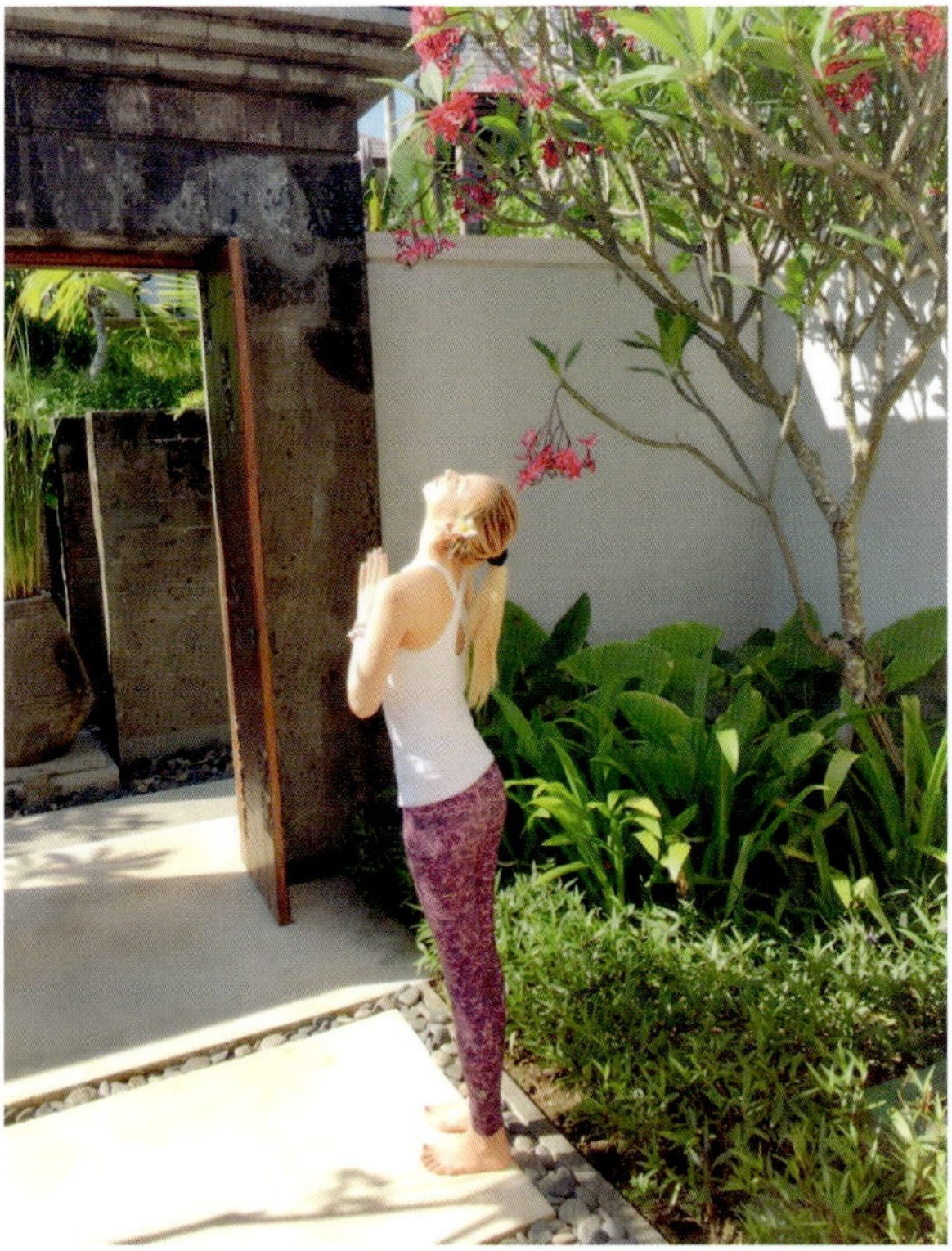

よいときも悪いときも変化を楽しむ、生きていることを楽しむ。たくさん笑いあえる友達と会う。それだけで心のデトックス＆チャージになります。

day
{29}

考えすぎてしまうのなら「人間力が強い」と思えばいい

あなたがいま「どこかが痛いな」と感じているなら、きっと痛いのです。

あるいはあなたがいま「疲れているな」と思っているとしたら、誰が何と言おうとやっぱり疲れているのです。

だから、がまんしないこと！

あるていどの大人が疲れや痛みを感じているなら、錯覚でも間違いでもありません。がまんせずにちゃんと処置をしたほうが絶対にいい。

自戒を込めて書きますが、痛みに強いことは長所とは言えません。

「なんだかちょっと頭が痛いな」と思ってそのままにしておいたら、もしかしたらそれが重大な病気で1時間後に倒れる可能性だってあります。

こういうカラダの変化、心の変化に気づけるかどうかは、ふだんから自分に目を向けているかどうかの違いです。

瞑想やヨガを通じて、自分の心身の変化を敏感にキャッチできるようになっていただきたいと思います。

わたしたちはどうしたって悩んだり、考えすぎたりします。

これは、人間だからしかたがありません。

わたしたちは神様から考える脳をもらいました。むしろ、あれこれと考えすぎてしまうことは人間として正しいのだと思います。

考えすぎることはいけないことでもないし、そんな自分を否定する必要もない。

人の目を気にするより、自分自身に目を向ける

もし、「どうして自分はいつも考えすぎてしまうのだろう」と落ち込んでしまうのなら、「あ、いまちょっと人間の力が強いんだな」と考えてみてはどうでしょうか。

そうして、受け入れてしまいます。

瞑想はいまここに集中して、不要な考えや思いを省いていき、心を整える作法だとお伝えしました。言い換えれば、「動物的になりましょう」ということでもあります。

あまりにも人間の力が強くなりすぎたときに、少し動物的になることで、ほどよく心のバランスがとれるのです。

さらに言うならば、落ち込みやすい人は考えすぎない環境をつくることも大事です。落ち込んでいるときこそ、スケジュールはタイトに詰めます。

だいたいのことは時間が解決します。3日ぐらい多忙にしていると、3日前にはすごく大きかった問題が「別に何でもないな」と思えるようになっていることがほとんどなはずです。

「何もやることがない」「スケジュールが埋まらない」のでしたら、ヨガをはじめてみませんか。

カラダを動かして呼吸をすることによって、少なくともその時間は自分と向き合い、心持ちは勝手によいほうへと進化していきます。

day
{30}

パーフェクトじゃない性格のほうが世界はハッピーになる

最後にわたしにひとつだけ賢いところがあるとすれば、人にちゃんと頼れるようになったことだと思っています。

「ここはがんばるけれど、これはちょっと苦手なのでお願いします！」

かつてのわたしは、この一言が言えませんでした。

自分でやることがカッコいいと思っていたし、ひとりでできると見栄を張っていました。

だけど、年齢を重ねるとともに、できないことはできないと認める素直さができてきたかなと思っています。

これはヨガをはじめて培《つちか》われたものかもしれません。着ているものはいつもウェアだし、汗で落ちてしまうからメイクもほとんどしない。アクセサリーもたくさんつけません。

一つひとつ取り払っていくたびに、「そのままの自分でいいや」という気持ちになり、相手からの評価が気にならなくなりました。

それに、性格がすっぴんになり、欠点や弱点を隠さなくなったら、むしろ人が集まってきてくれるようになりました。

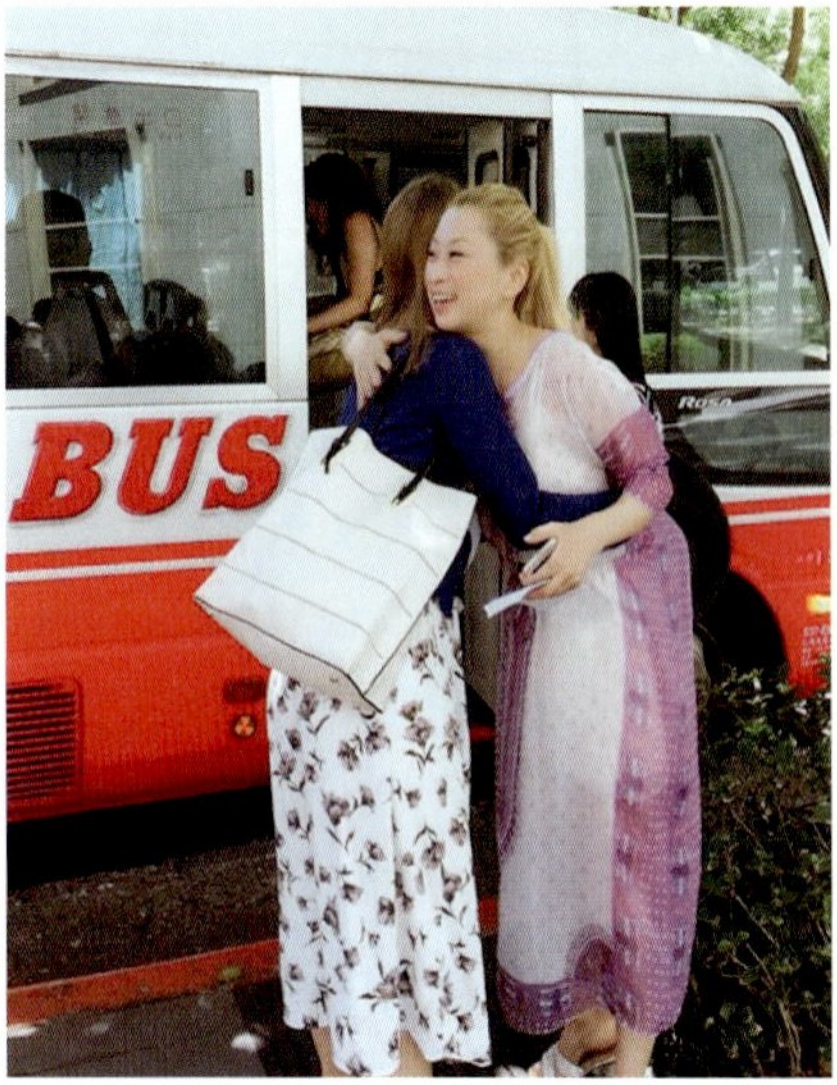

お互いの幸せを願い、
いまを生きている実感
をともにする。ハグに
はそんな力があります。
輪になり、笑顔になる
ことが最大のハッピー
なのだと思います。

結局、最後に残るのは「人」です。どんなに頭がよくても、どんなに才能があっても、イヤな人だったら誰も相手にしてくれません。

「わたしには何万人、何十万人の生徒さんがいます」と言っても、それはひとつの集合体にすぎず、数よりもいま自分の目の前にいる人に対して誠実であることのほうが大事。

その結果、「この人にだったら習いたい」「この人のためにだったらやってあげたい」と思ってもらえて、やがて大きなムーブメントになっていくのだと思います。

ボディはパーフェクトを目指してほしいけれど、中身はパーフェクトじゃなくていい。

そのほうが自分もラクだし、相手と仲良くなれるし、世界はハッピーになります。

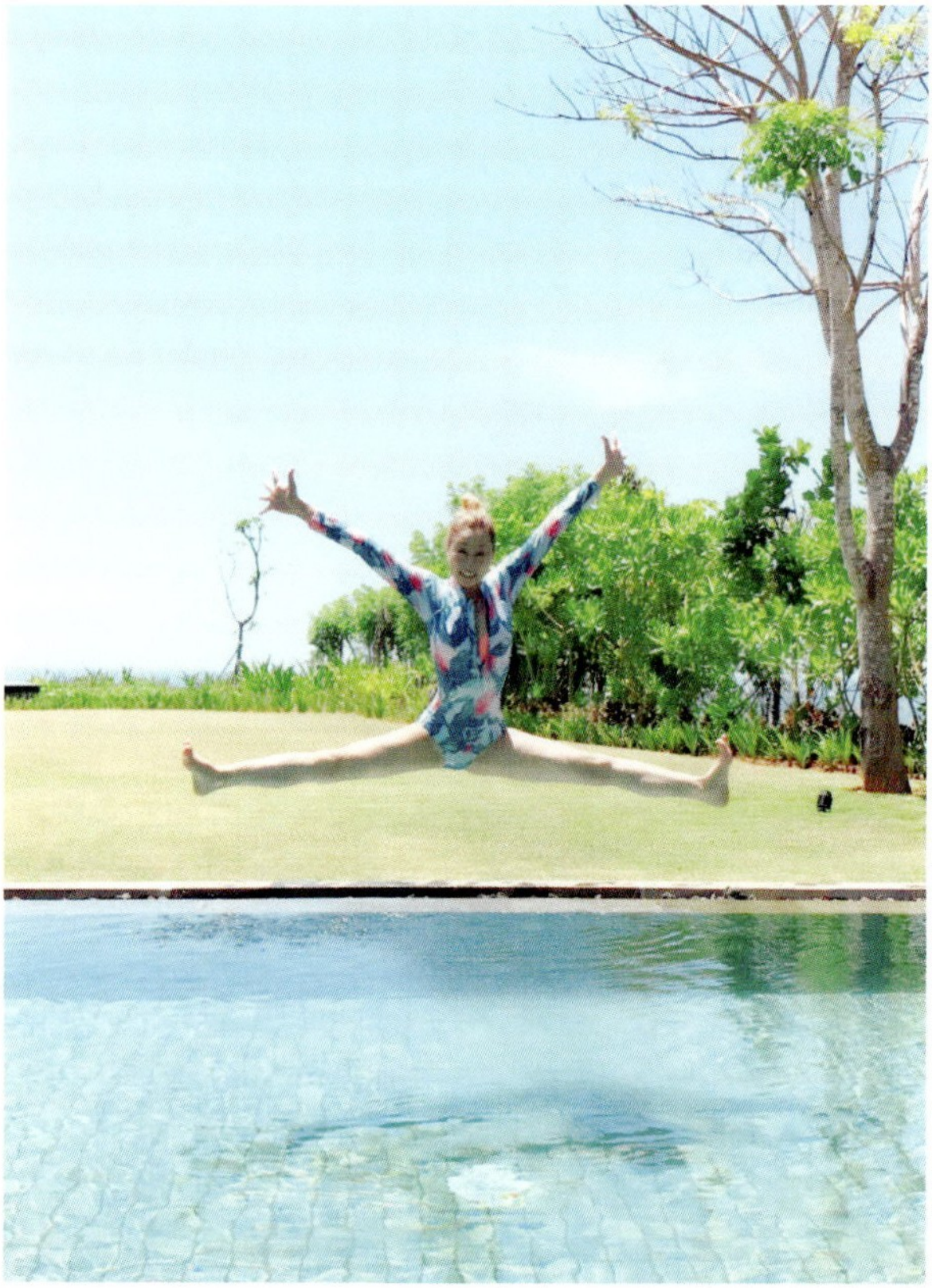

毎日いろいろあるし、「私の人生はどうなるのだろう」とふと考える日もあります。けれど、自分の人生に誇りを持ち、相手を尊重し、ともに寄り添う道を見いだせるやさしさを。小さなことだとしてもわたしが何かをすることで誰かが幸せになる可能性が少しでもあるなら、やらない理由がないと思っています。

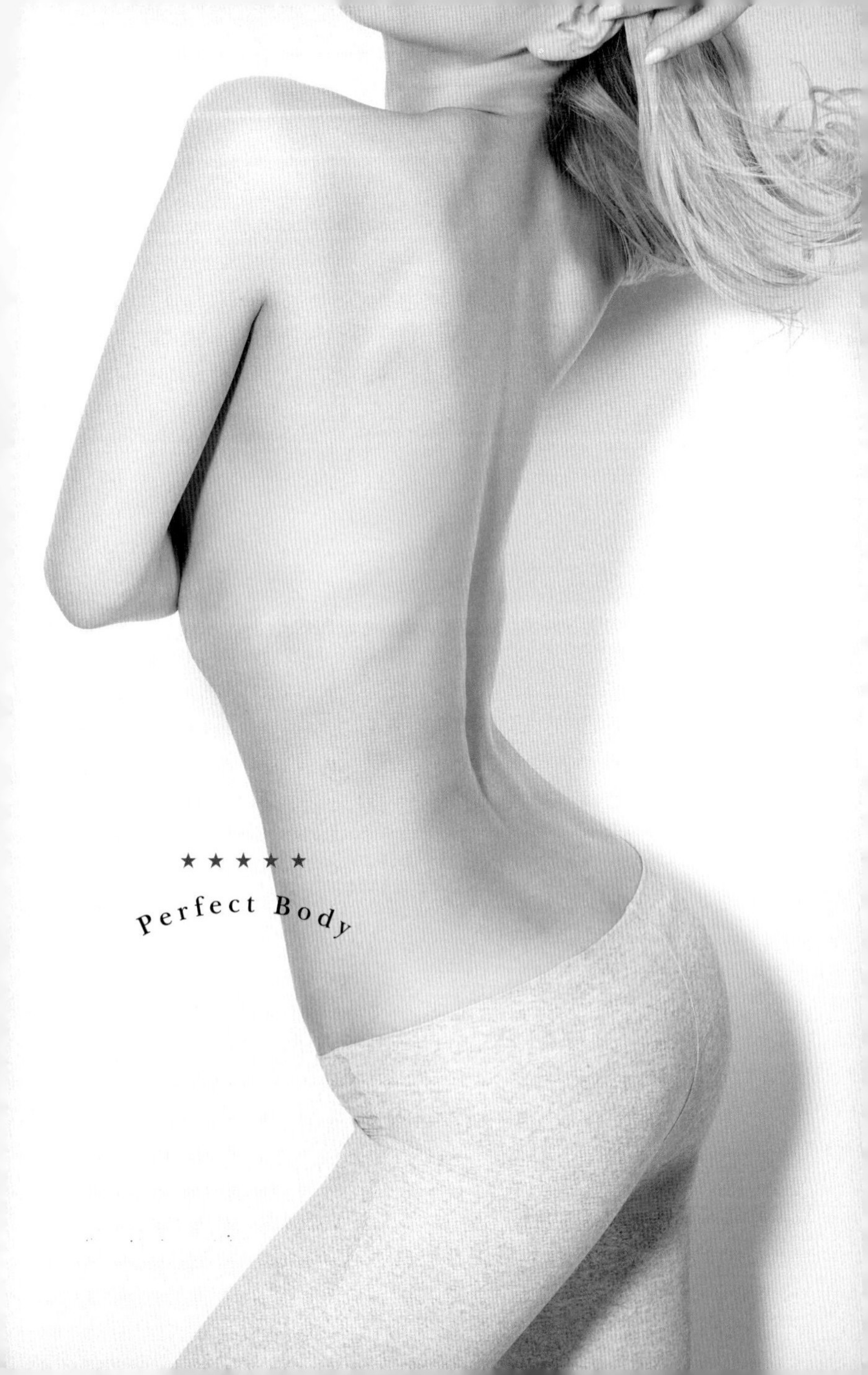
★ ★ ★ ★ ★
Perfect Body

Chapter 5

30日で
ボディラインが変わる
ayaヨガ
プログラム

カラダに変化をもたらし自信につなげる
ヨガのポーズ

カラダの潜在能力を目覚めさせ、内側からきれいになる食事をし、肌を磨く――。そんな30日を過ごしていただく中で、ヨガにも興味を持ってもらえたらって思っています。ヨガをはじめてみませんか？

このようにお伝えすると、「わたしは体がかたいから、ヨガのポーズはできそうもない」とおっしゃる方も少なくありません。でも大丈夫！

たしかにカラダがやわらかいほうが、いろいろなポーズをとりやすくなります。ですが、ヨガでもっとも大切なことは、ポーズをとってみること。ヨガのポーズをとおして、自分のカラダを実感していくことに大きな意味があるからです。

ポーズをとるために大きな筋肉や背骨を使ってカラダの隅々まで動かせば、筋肉に刺激が伝わり、関節の可動域が広がります。血液の循環をよくするほか、体幹を鍛えることで骨盤や背骨を矯正する作用もあります。

だからヨガをはじめると、いつの間にかカラダを正しく使えるようになります。

以前、わたしはなぜヨガをしているのだろう、とふと考えたことがあります。

そのときとても素直に思ったのは「きれいになりたいから！」ということ。

ヨガの思想、ポーズ（アーサナ）、呼吸……ヨガにまつわるすべてが好きです。でもそれ以上に、わたしにはヨガをとおして自分の美しいカラダをつくりあげたい、と思っていることに気がつきました。

きれいになるためにヨガをしているなんて、指導者の発言としてはちょっと軽いかもしれませんね。でも、「きれいになりたい！」という思いには、はかり知れないパワーがあると思うのです。

「こうしたい」「こうなりたい」という思いがあるからこそ、きれいになるための情報を集めたり、ダイエットに取り込んだりしているはずですよね。

「きれいになりたい！」は自分を突き動かす原動力になる。

きれいになりたい女子は誰よりも本気！

わたしもきれいになりたいからヨガをもっと探究したいし、もっともっと美しいポーズをとりたい。

ヨガによってカラダが変わっていく喜びを、もっと多くの人にお伝えしたいと思っています。

ヨガは関節を使い、インナーマッスルを鍛える

ヨガはストレッチ的であると同時に、筋トレ的でもあります。そのため、少しずつポーズがとれるようになると、必ずカラダに変化をもたらしてくれます。

ヨガとストレッチはどちらもカラダを伸ばす動きを取り入れています。ですが、決定的な違いはヨガが「関節を使うこと」にあるかもしれません。

たとえば、手を上に伸ばす動き。これだけならストレッチになりますが、同じ動作を関節にフォーカスを向けて行うと、それはヨガになります。

肩関節、ひじ関節、手首の関節、指の関節……と一つひとつ伸ばしていくことで、筋肉を伸ばすだけでなく、関節の「つまり」を取り、全身の循環をよくする作用があります。

また、ヨガのさまざまなポーズはカラダの奥にあるインナーマッスルを使います。これが、ヨガが筋トレ的である理由です。

「体幹」という言葉を聞いたことがありますよね。

筋トレをして筋肉がムキムキになってしまう場合は、おもにアウターマッスルといってカラダの表面にある筋肉が使われていることが多くあります。

一方、ヨガの場合はインナーマッスルといってカラダの奥にある筋肉を使うため、まず筋肉がムキムキになりません。体幹を強化しながら、骨盤を安定させ、女性らしくしなやかで、芯のあるカラダをつくることができます。

しかも、インナーマッスルを鍛えるためにポーズの回数をこなす必要はなく、正しいポジションをとれれば少ない回数でも十分鍛えられます。

ほかにもヨガ特有の呼吸法によって内臓が活性化されて健康になっていきますし、深い呼吸や瞑想によって心を安定させる効果もある。

そうそう、先にお話ししたように、ヨガの呼吸によってくびれもできますよね！

現代女性にとって、やらない手はないくらいにヨガはいいことだらけです。

ボディラインに変化を起こす 30日プログラム

それでは、30日のヨガプログラムをはじめましょう！

この本では、初心者の方でもはじめやすく、「カラダが変わる」という効果が出やすいポーズを厳選しました。次のようなプログラムになっています。

□ 美脚プログラム（脚・下半身）＝10ポーズ
□ ぺったんこ腹・腸活プログラム（お腹・骨盤調整）＝10ポーズ
□ くびれ美人プログラム（上半身・胸・ウエスト）＝10ポーズ

３つのプログラムすべてを毎日行わなくても大丈夫です。まずは気になる部分のプログラムからはじめてみましょう。

それぞれのプログラムから気になるポーズだけを取り入れて、複合的に行ってもかまいません。もし、最初から全部（３種類30ポーズ）をやりたいという場合は、必ず美脚プログラムからスタートしてください。

各プログラムにはいくつか難易度の高い「チャレンジポーズ」を組み込み

ました。これは、続けることでだんだんポーズがとれるようになる楽しさを知ってほしいからです。

むずかしければカットしてもかまいません。ただ先にもお伝えした通り、そのポーズをとってみることが重要なので、「わたしにはムリ！」と決めつけずぜひ挑戦してみてくださいね。

呼吸は鼻で吸って、鼻で吐く、これで1呼吸になります。

これをやってみると決めたプログラムやポーズは、できれば毎日行ってください。慣れないうちは大変かもしれませんが、そのほうが間違いなく効果がでやすいし、カラダの変化がわかりやすいのです。30日後を楽しみにがんばりましょう！

次のポーズには、ボディラインを整えると同時にリラックス効果があります。

□ **美脚プログラム＝1、2**

□ **くびれ美人プログラム＝4**

デスクワークで縮まったカラダの「つまり」をとってくれるので、日常的に取り入れてみてくださいね。

01 腰・股関節まわりを伸ばす

No.4ツイストのポーズ

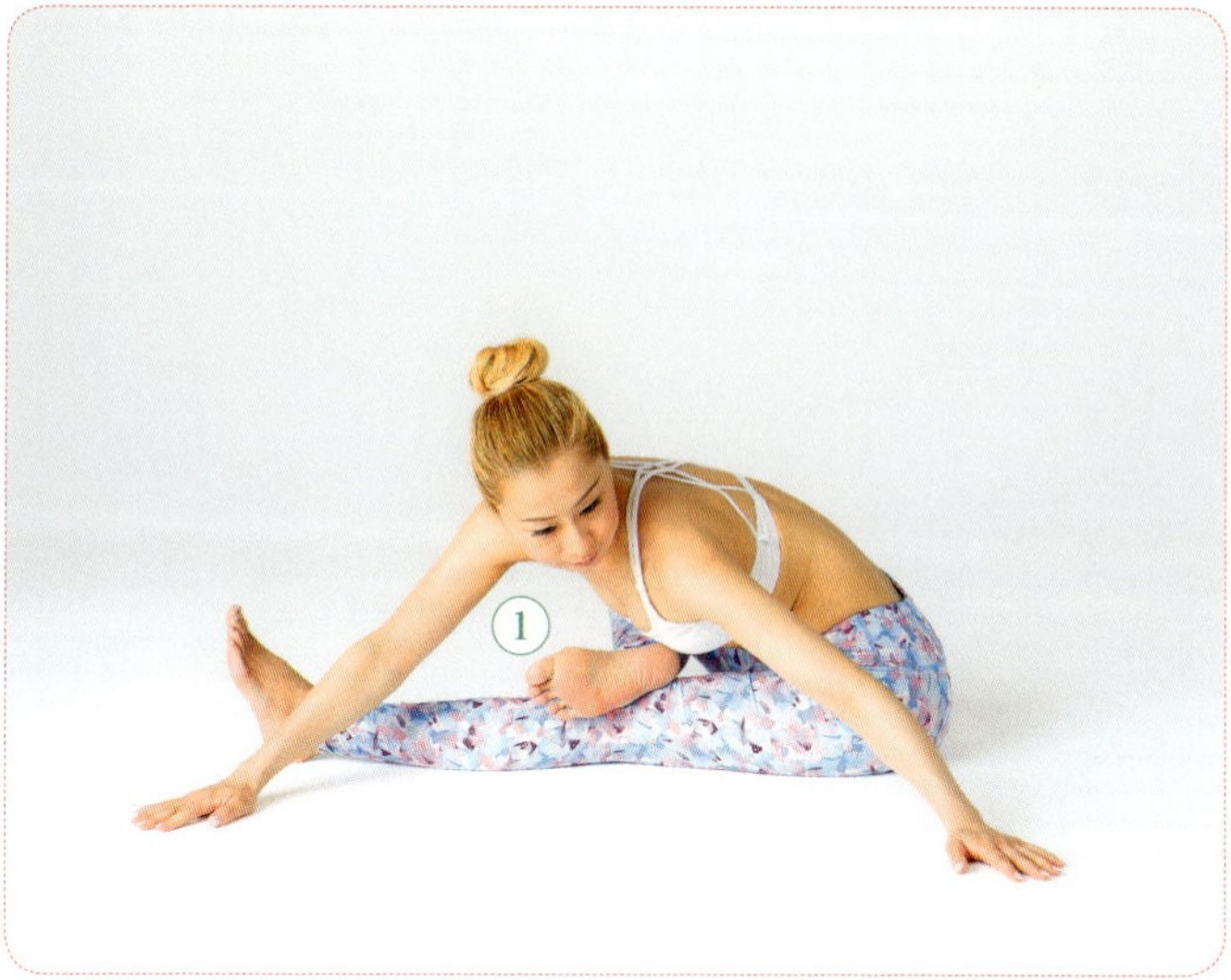

長座（脚を伸ばして座る）になり、右脚を曲げて足首を左ひざにのせる→上体を左側にひねり、左右の手を床におき５呼吸キープ。ゆっくりと元の姿勢に戻る→反対側も同様に行う。
お尻（臀筋）のストレッチを行いながらツイストすることで腰を伸ばし、脚の外側の張りを取りながら腰痛を改善する。

Check point

① 脚のかたちは数字の「4」になるように。だから「No.4ツイスト」です

02 スッキリ美脚のポーズ

もものの裏、ふくらはぎの裏を伸ばす

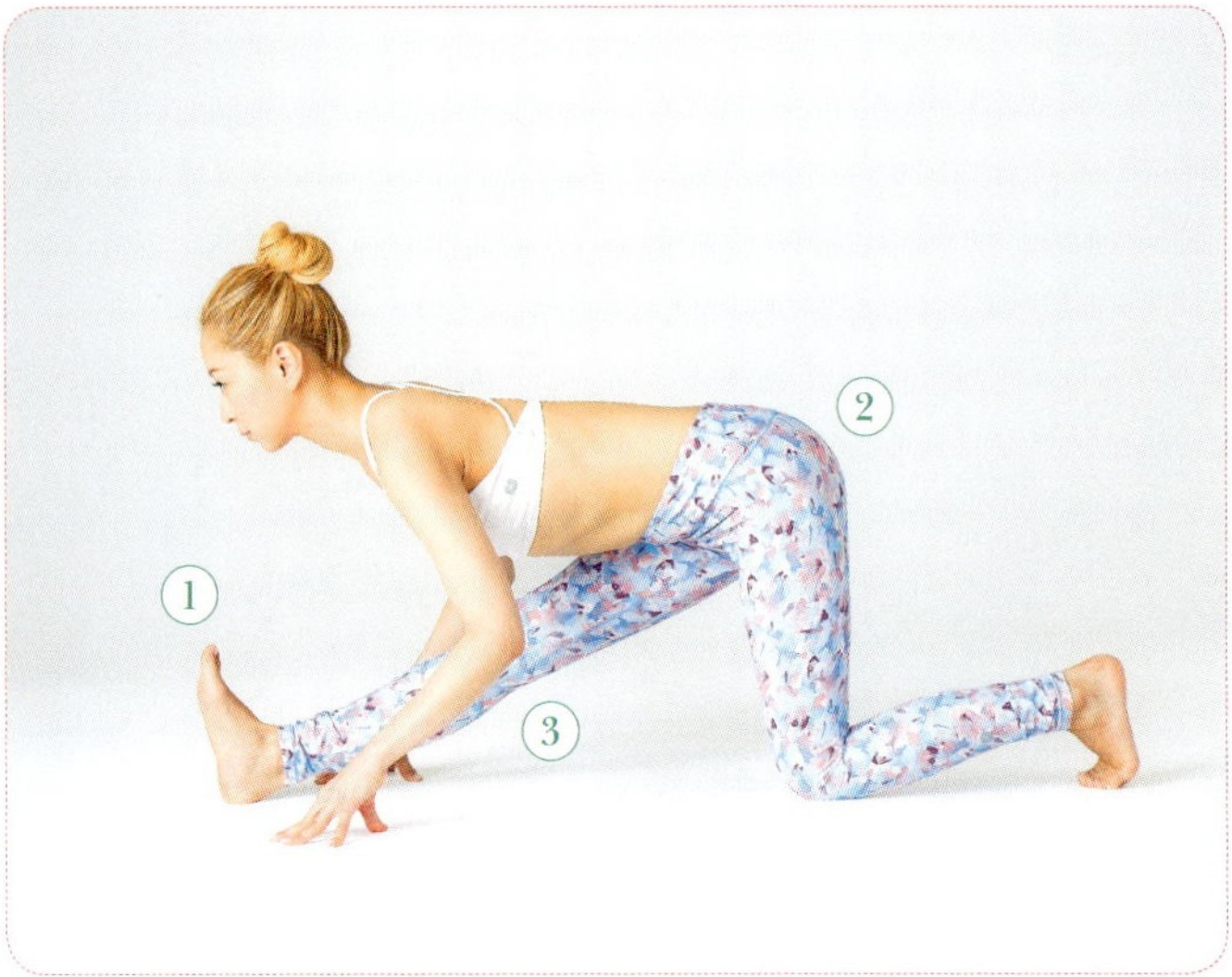

よつんばいの姿勢から右脚を前に伸ばし、つま先を立てる→両手は床について カラダを支え５呼吸キープ。ゆっくりと元の姿勢に戻る→反対側も同様に行う。

Check point

①つま先を立てることで最大限のストレッチ効果が得られます
②尾骨を後ろに引きます。上体が深く傾かなくてもOK
③ひざを伸ばすことを意識しましょう

03 ダウンドッグ

腸腰筋、ももの前側を伸ばす

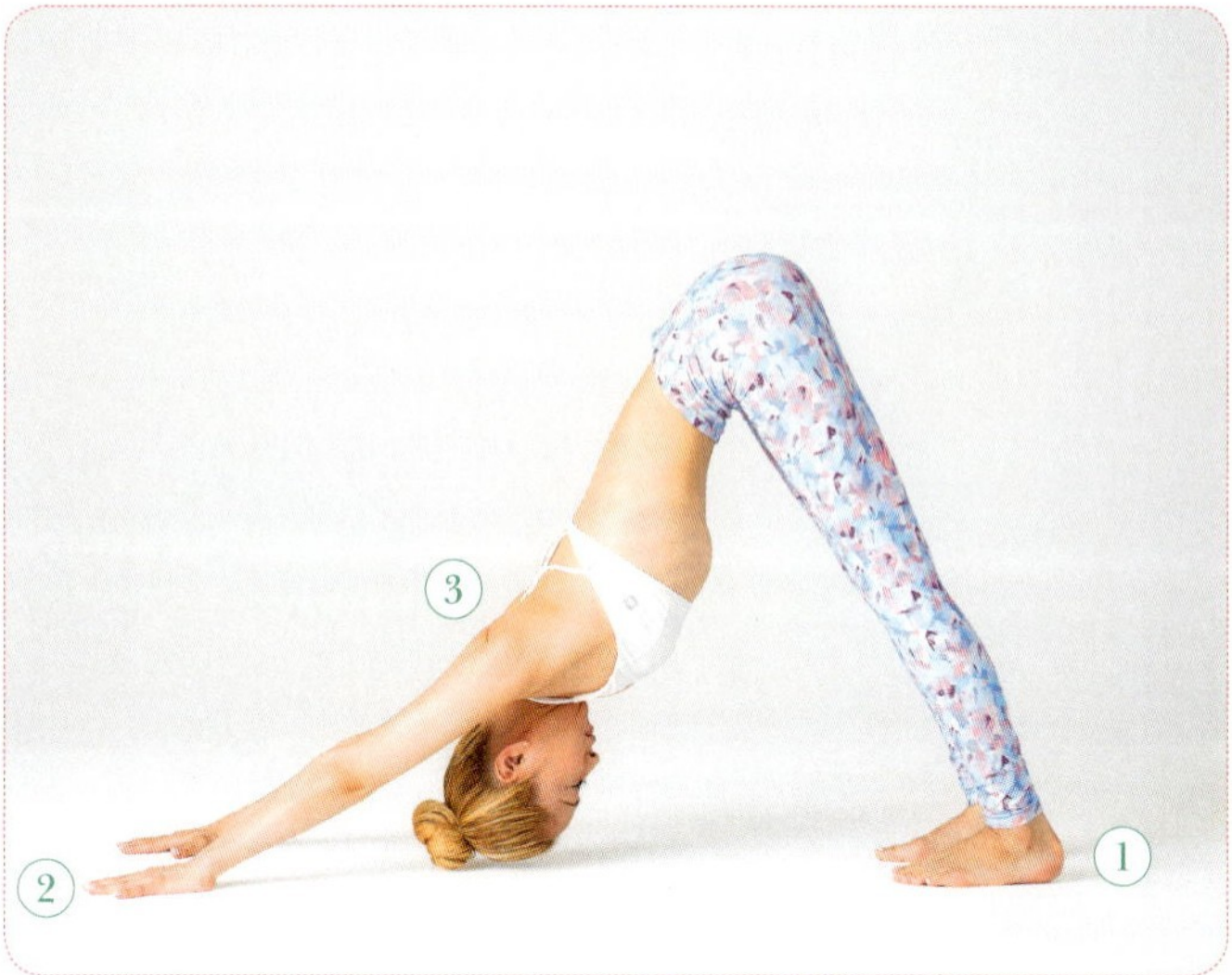

よつんばいの姿勢から、息を吐きながら一気にお尻を上げ、５呼吸キープ。

Check point

① 足は腰幅に開き、かかとに体重をのせます
② 手の指は広げ、お尻を上げるときに手で床を押すようにしましょう。手で床を押し込めようとするのではなく、後ろに伸びるために床を押すイメージです
③ 首の力を抜き、手に重心がかからないように

04

もも裏を伸ばす、ヒップアップ

ダウンドッグワンレッグ

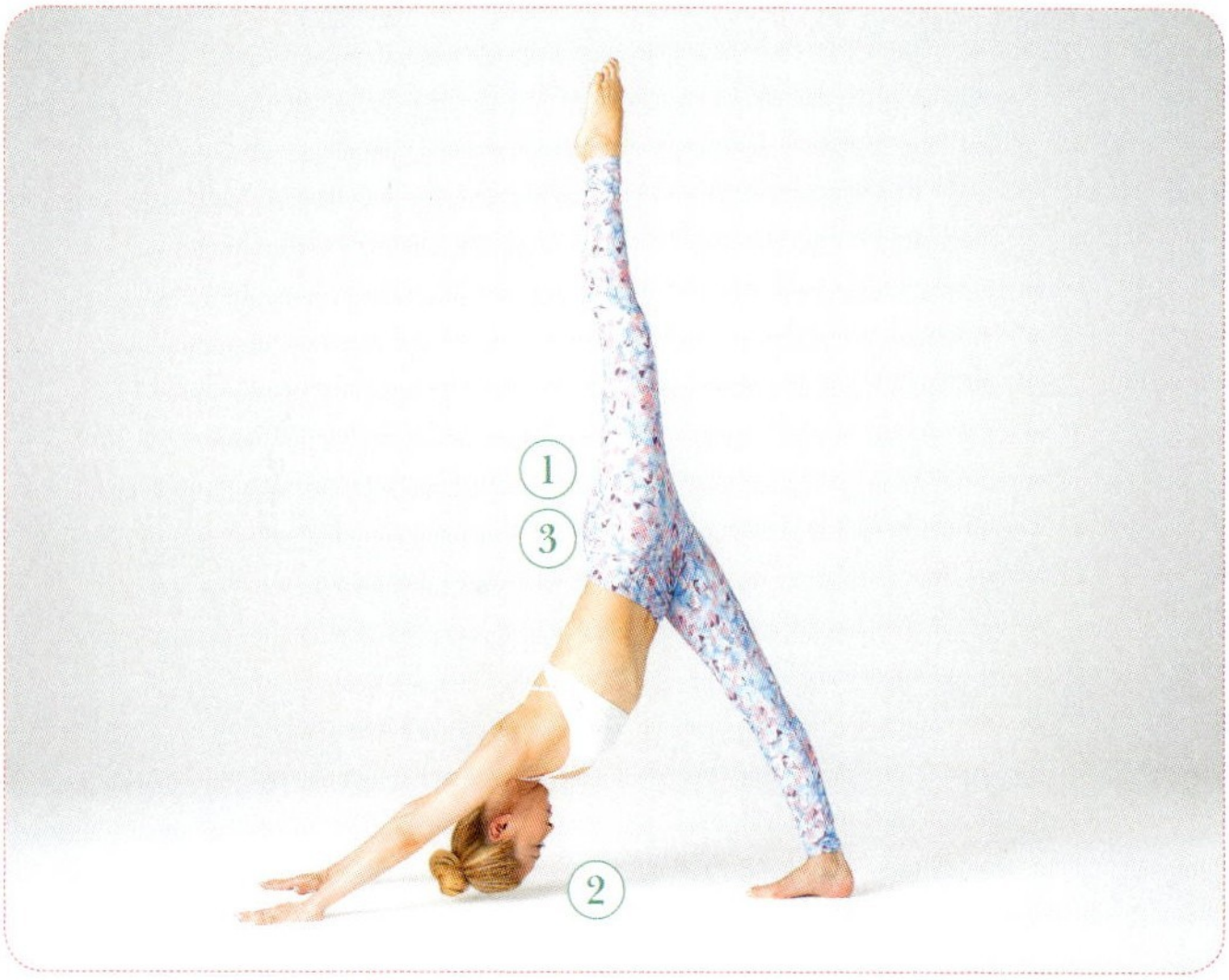

03のダウンドッグのポーズから、ゆっくりと左脚を上げて２呼吸キープ。ゆっくりと元の姿勢に戻る→反対側も同様に行う。

Check point

① 脚を上げるときは、股関節から引き上げるように
② 上体を逆向きにすることで内臓を元の位置に戻すだけでなく、ヒップアップ、全身の血流をよくする効果があります
③ お尻の上を収縮させることで、立体的な小尻をつくります

05 ウォーリア

下半身・腹筋群の強化

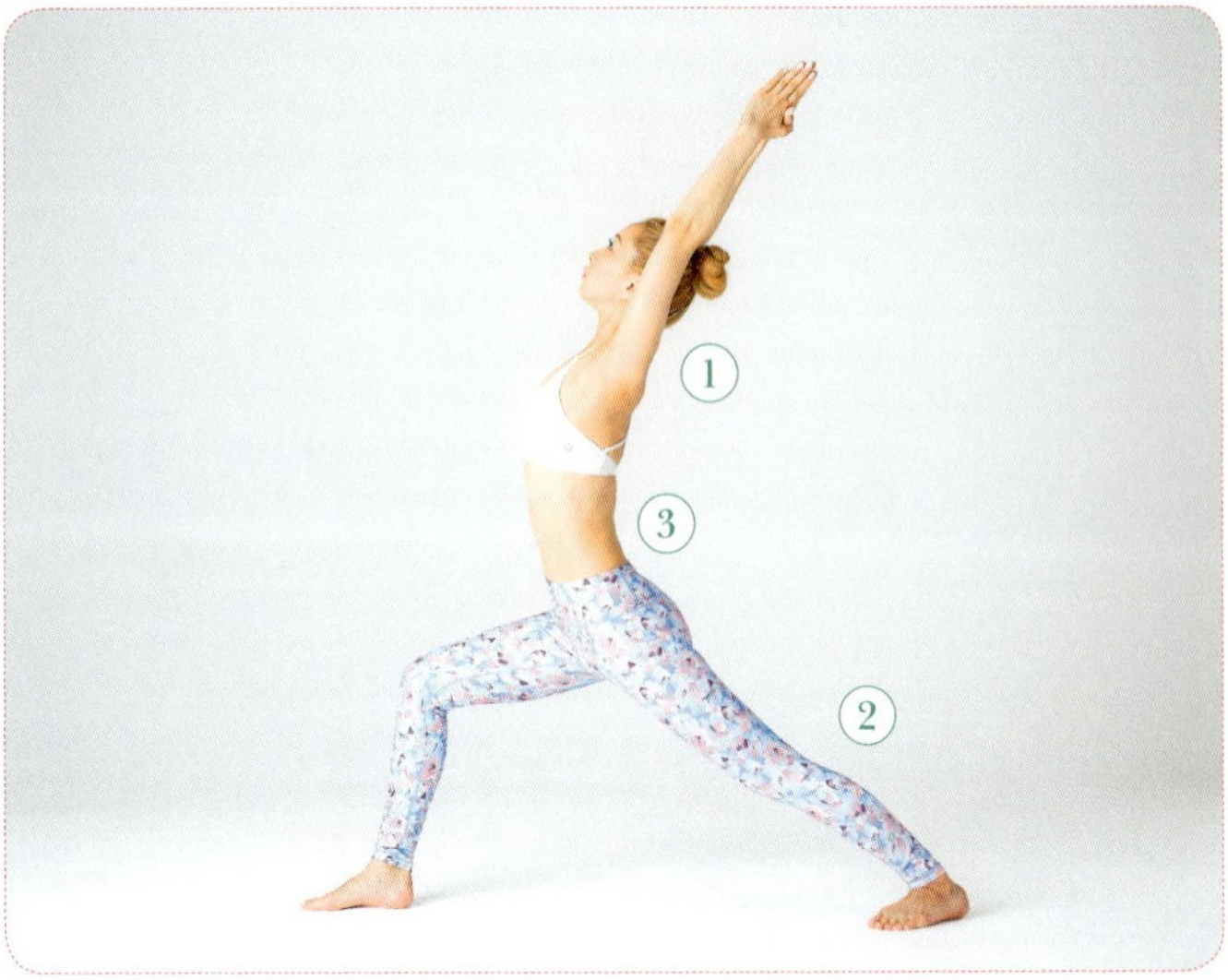

気をつけの姿勢から、右脚を大きく前に踏みだす。左のつま先は15度外に向ける→両手を上に伸ばし、５呼吸キープ。ゆっくりと元の姿勢に戻る→反対側も同様に行う。

Check point

① 腰を反らせるのではなく、上体を伸ばして体を引き上げることを意識しましょう
② ひざはまっすぐ伸ばすこと。足首からふくらはぎをストレッチします
③ 腰骨はまっすぐ正面を向けましょう

06 ふくらはぎの血行アップ
正座でふくらはぎプッシュ

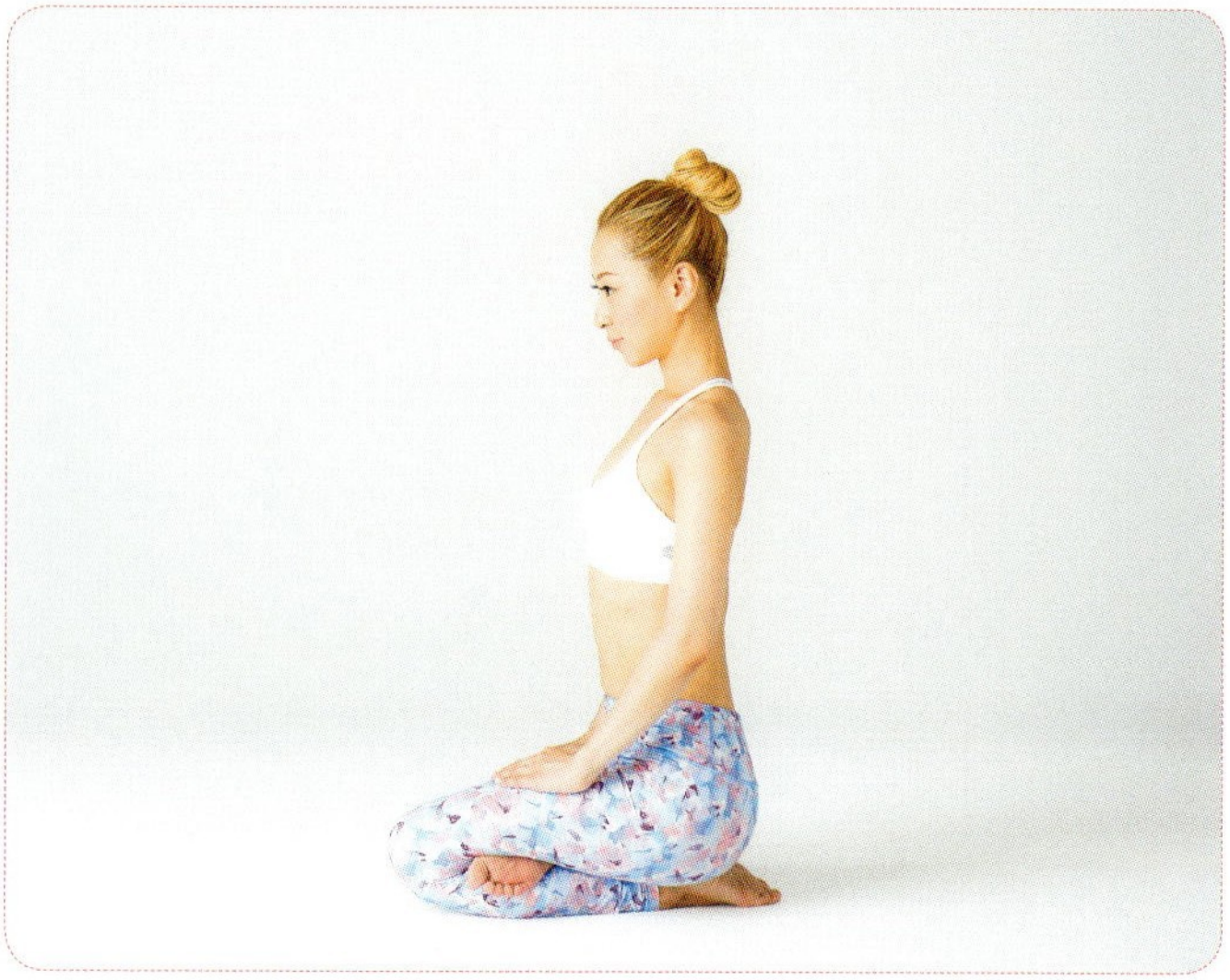

よつんばいの姿勢から右足の甲を左ふくらはぎの上にのせ、上体を起こし、自分の体重で圧をかける(太ももとふくらはぎで足の甲をはさむイメージ)。２呼吸キープして甲の位置を移動させ、さらに２呼吸キープ。３か所行う。→反対側も同様に行う。

甲の位置を移動させる

甲の位置をふくらはぎのひざ側（写真上）、中央（左）、足首側（右）の順番で少しずつずらし、３段階に分けてふくらはぎに圧をかける。

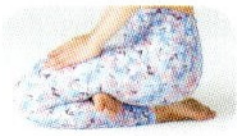
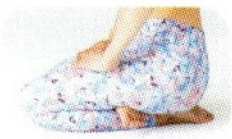

Check point

① つらかったら上体を倒してもOKです。ふくらはぎ、アキレス腱をストレッチするとともに、脚のむくみとりに効果絶大なポーズです

② 下の足のかかとと座骨を合わせるように

07 サイドツイスト

腸腰筋を強化し、女性らしいボディラインに

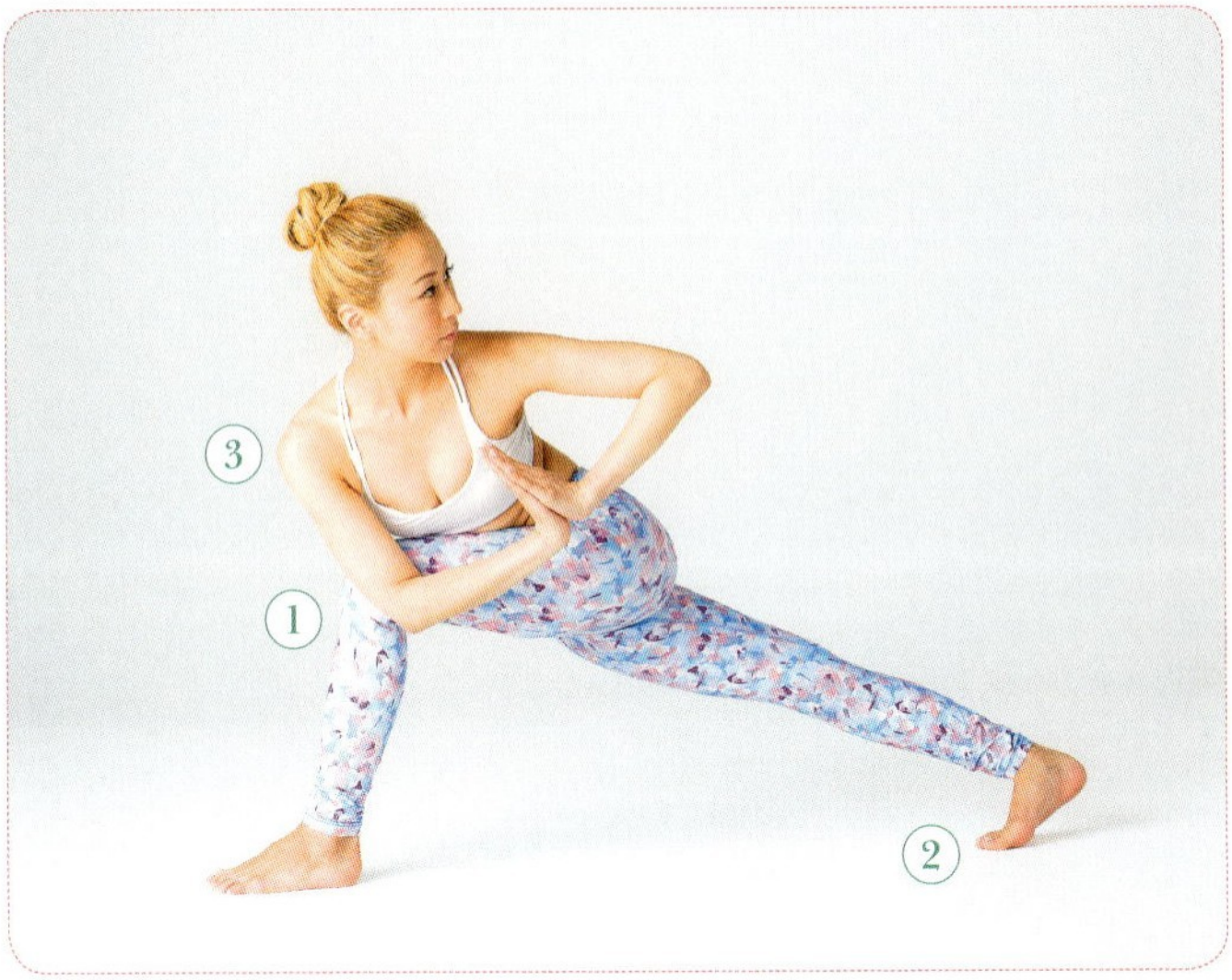

気をつけの姿勢から左脚を大きく前に踏み出す→息を吐きながら上体をひねり、右ひじを左ひざにかけて合掌して５呼吸キープ。ゆっくりと元の位置に戻る→反対側も同様に行う。

Check point

① 肋骨からひねるように
② 伸ばしたほうの足でもしっかりふんばります。ひざ裏を伸ばし床を蹴るようなイメージです。もしつらかったらひざを床につけてもOK
③ 前に体重が行き過ぎないように

Challenge 08

お尻の筋肉と内ももの筋肉を強化

立位ハーフムーン

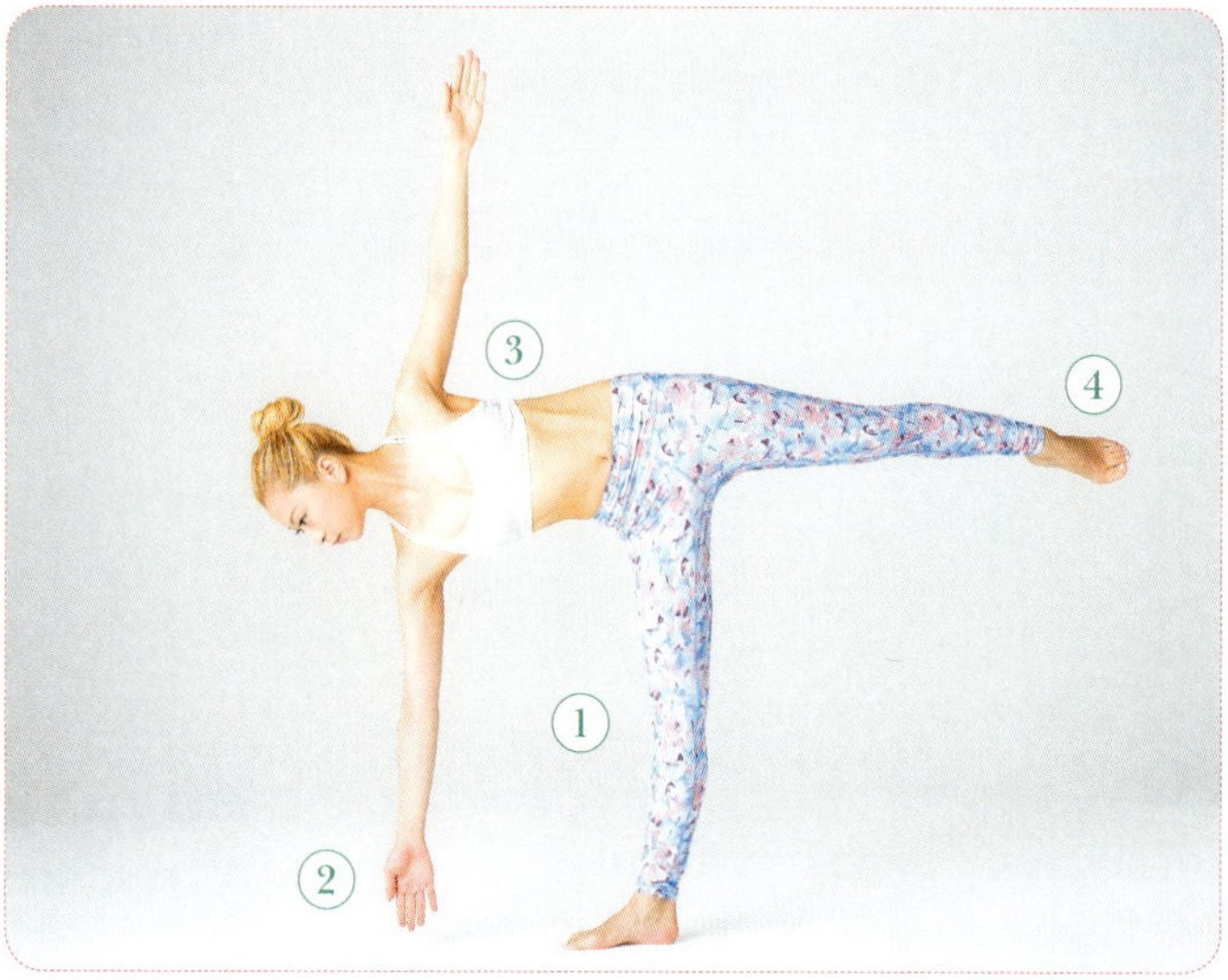

広めに両足を開き、両手を真横に伸ばす→上体を右に倒し５呼吸キープ。ゆっくりと元の姿勢に戻る→反対側も同様に行う。

Check point

① 軸脚のひざ、つま先は前に向けます
② 目標は右手の指先が床に届くまで！
③ 胸を開き、お尻が後ろに流れていかないようにしましょう
④ 頭と左脚、右腕と左腕とそれぞれ対になっている部位が引っ張り合うように伸ばしましょう

Challenge 09

骨盤の調整と安定性を強化する

スタンディングスピリット

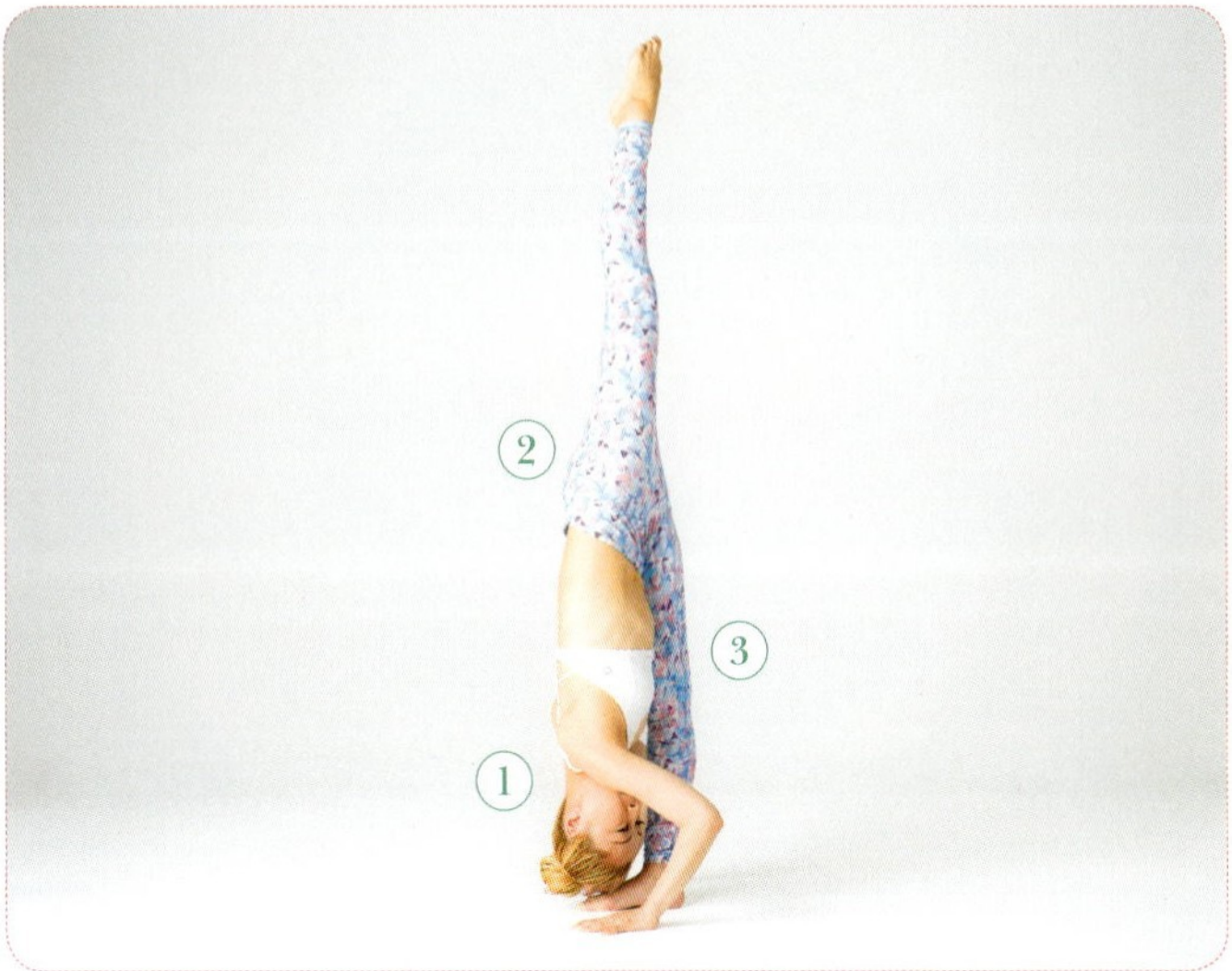

気をつけの姿勢で立ち、息を吐きながら左脚を後ろに引き上げ、頭は下げて５呼吸キープ。ゆっくり元の姿勢に戻る→反対側も同様に行う。脚を高く上げることにより、血流を心臓へ戻します。

Check point

① 首の力を抜きましょう

② お尻を引き上げるイメージで脚を上げていきます。できそうだったら、まっすぐ上げてみましょう。

③ 軸足のひざは少しずつ伸ばします。最初は両手をカラダから離して少し前に置いてもOKです

10 片足ツイスト

ももの裏側を伸ばす

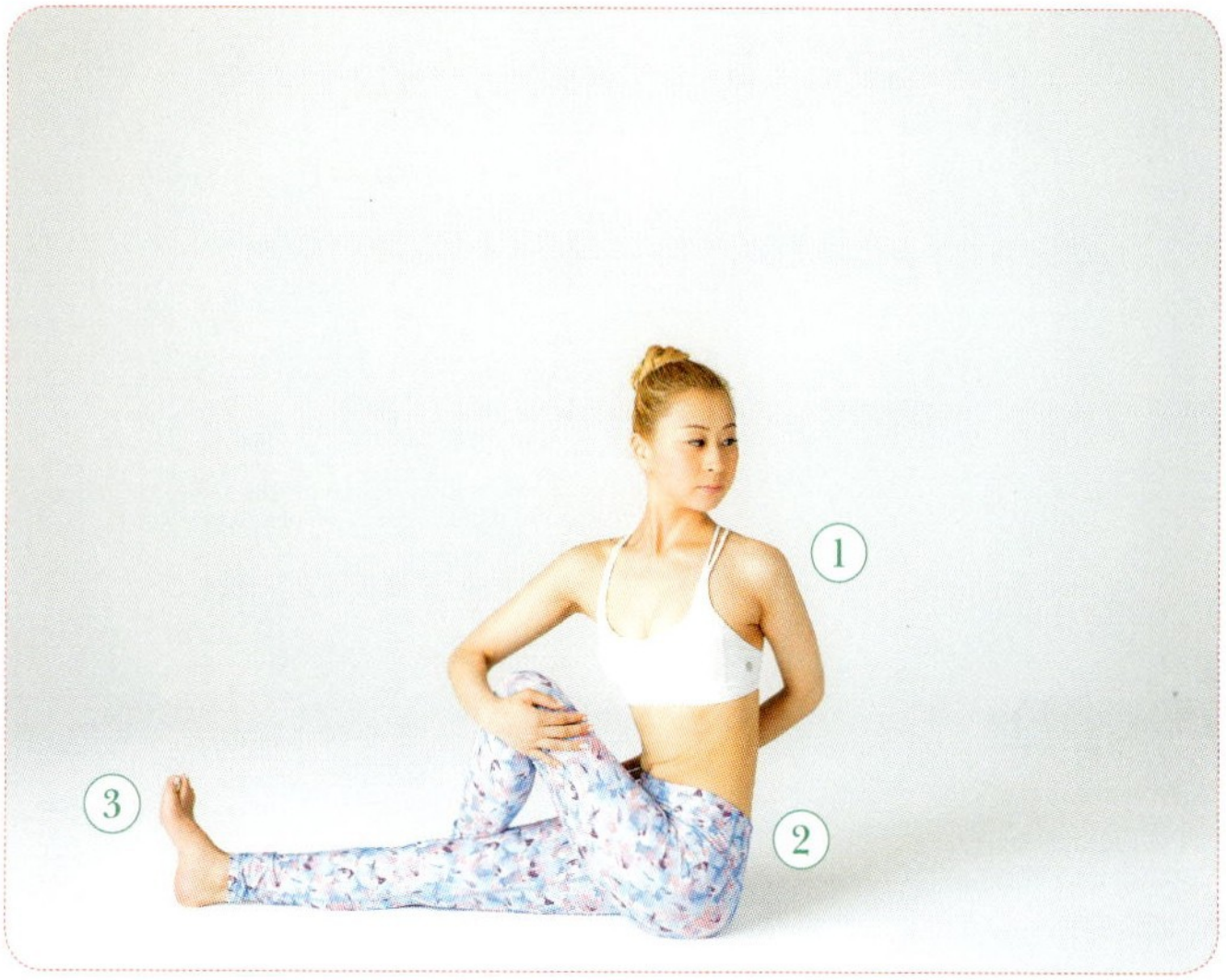

長座になり、左脚を曲げて右脚の外に置く→右手で左ひざを持ち、左側に大きく上体をねじり５呼吸キープ。ゆっくりと元の姿勢に戻る→反対側も同様に行う。

Check point

① 上体をねじったときに左手を右ももの付け根に差し込むと、しっかりひねれます
② 体をねじることよりも骨盤を立てることを意識
③ 伸ばした脚のかかとを押し出すことで、骨盤が立ちやすくなります

01 足首とひざ裏ストレッチ

デトックスストレッチ

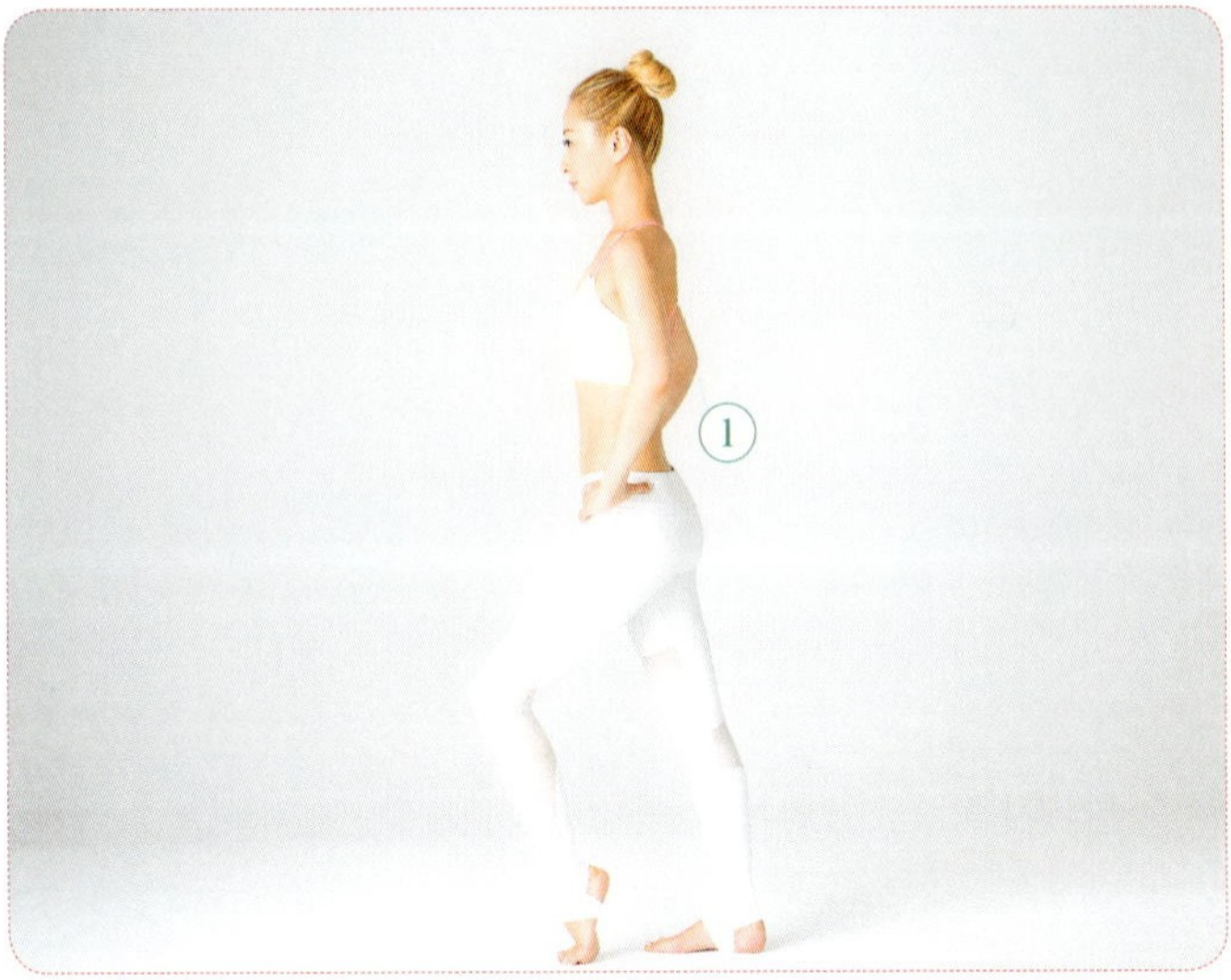

直立して両手を腰に置き、左足のつま先を立てる→右脚にグッと重心をかけ上体を前に傾けて５呼吸キープ。ゆっくりと元の姿勢に戻る→反対側も同様に行う。
腸腰筋と骨盤底筋群を強化し、伸ばしている脚のひざ裏、曲げた脚の足首、足裏を伸ばす。

Check point

① 腰を反らさず、お尻が突き出ないように注意。お腹を引き上げるようにしながら腰骨を上に向け、腸腰筋を意識しましょう

02 座位ツリーポーズ

腹筋群と骨盤底筋群を強化

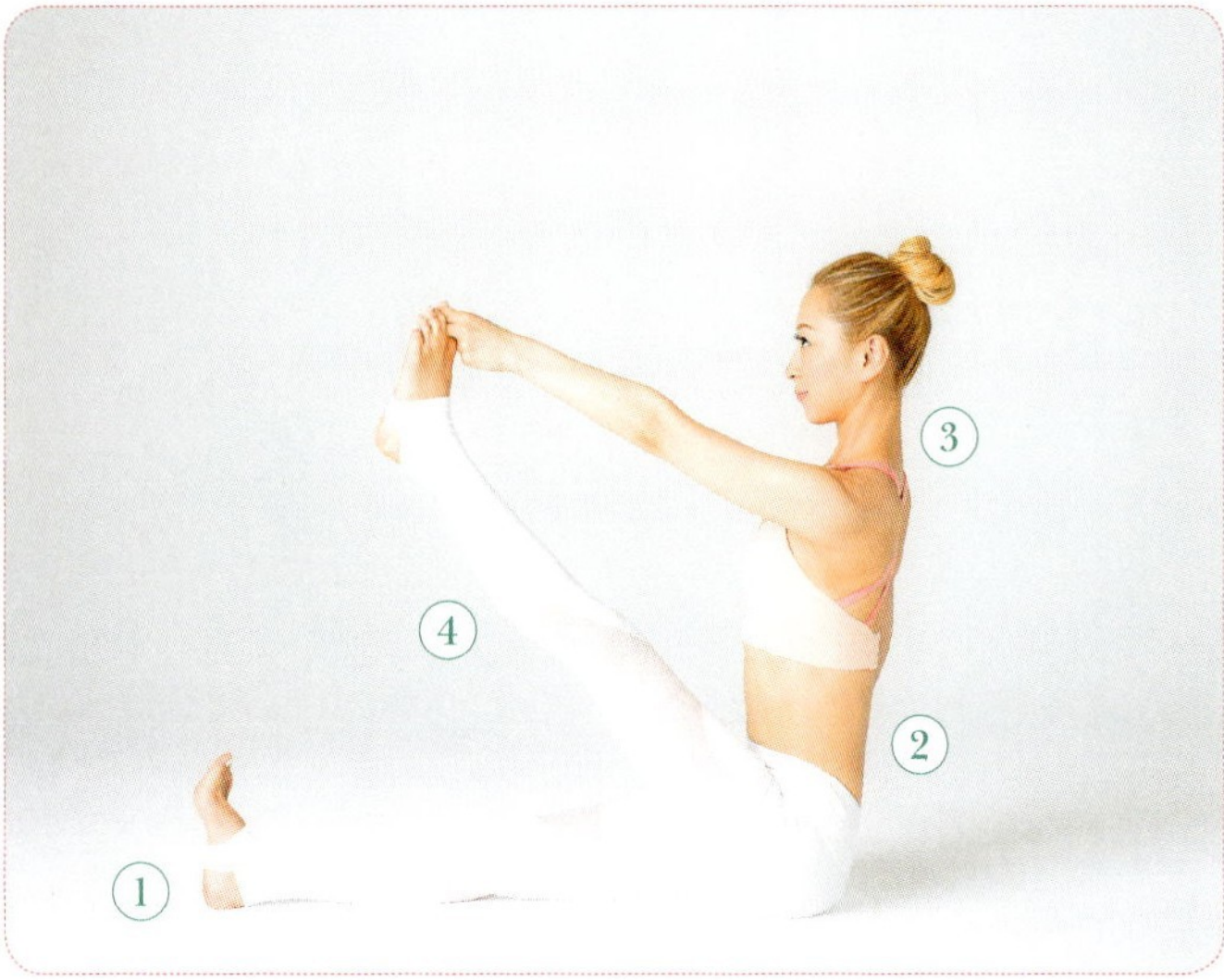

長座の姿勢から左脚を上げ、左手で足の親指をつかみ５呼吸キープ。ゆっくりと元の姿勢に戻る→反対側も同様に行う。
腹筋群とお腹まわりのインナーマッスルである骨盤底筋群を強化。

Check point

① 片側のかかとは90度
② 背骨をまっすぐに伸ばし、腰が丸まらないように
③ 肩が上がらないように注意
④ できれば脚はまっすぐになるよう、がんばりましょう

03 Tバランスのポーズ

太ももの内側と体幹を強化

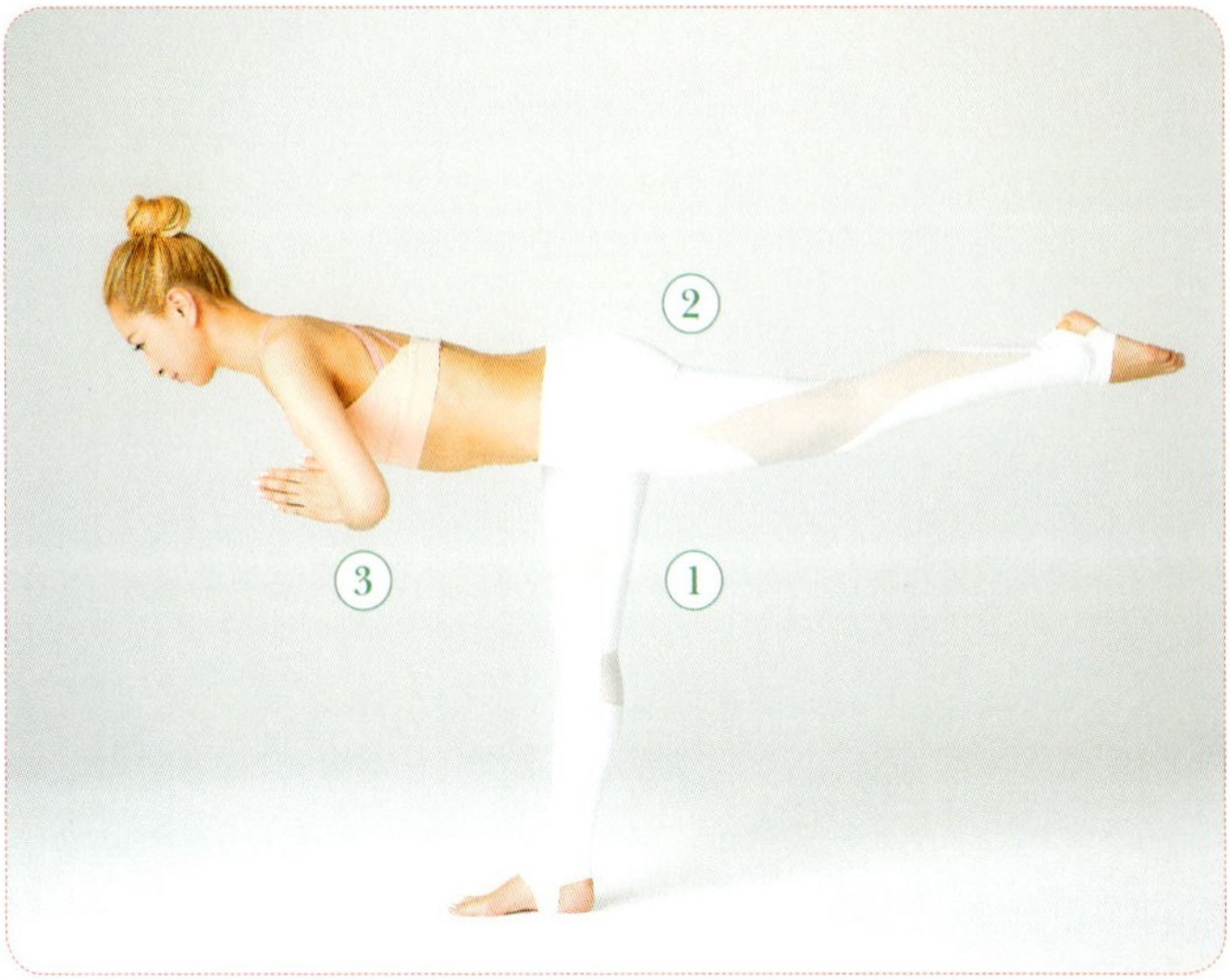

気をつけの姿勢で立ち、胸の前で合掌する→左脚を斜め後ろ45度に引く（そのまま上体が傾く）→できればそのまま脚が床と平行になるまで引き上げ、5呼吸キープ。ゆっくりと元の姿勢に戻る→反対側も同様に行う。

Check point

① 太ももの内側に意識を向け、片脚にしっかりと体重をのせていきましょう
② 体を前に倒すというよりは、股関節から脚を後ろに引いていくイメージです
③ ひじを後ろに引くことで肩甲骨を安定させます

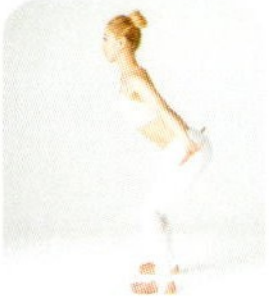

横から見ると…

股関節を起点にお尻を引きましょう。

04 太もも外側の張りを取ってスッキリ

ペンギンのポーズ

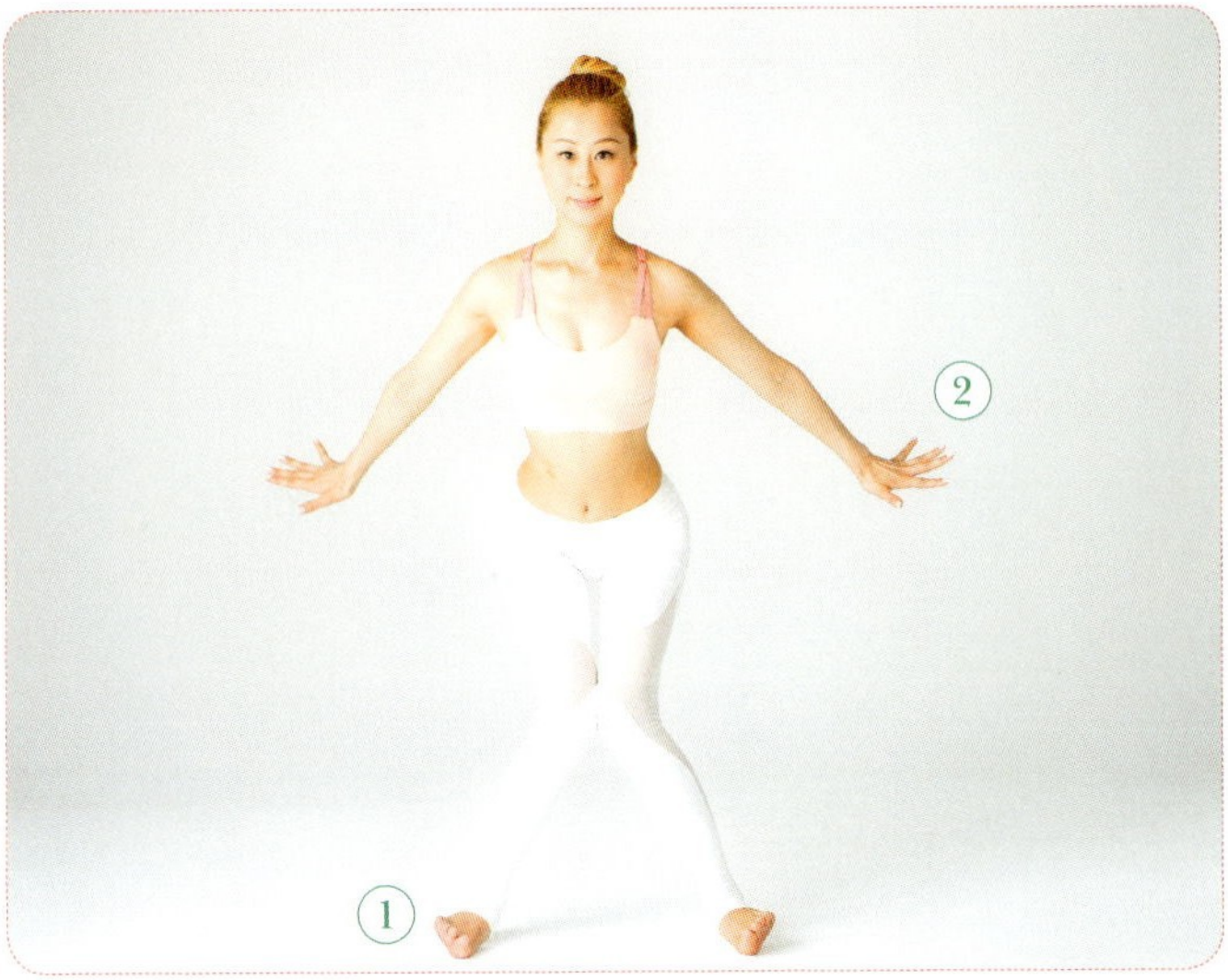

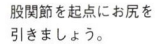

足は腰幅に開き、つま先を正面に向ける→股関節にボールペンを挟むイメージでお尻を後ろに引き、左右のひざの内側をつける→腕を後ろに伸ばし、5～10回上下にバウンドする。
太ももの内側にある内転筋と腸腰筋を同時に鍛え、太もも外側の張りを取ってスッキリとした美脚ラインをつくるポーズ。O脚、X脚の予防にも。

Check point

① お尻を引くのと同時に脚を内側に寄せるので、足裏も内側に傾きます
② カラダを上下にバウンドさせるときに、腕も上下に動かしましょう。まさにペンギンのように！
③ 股関節からの動きを意識しましょう

Challenge 05

お腹の前面と太ももの筋肉を伸ばす

ダンサーのポーズ

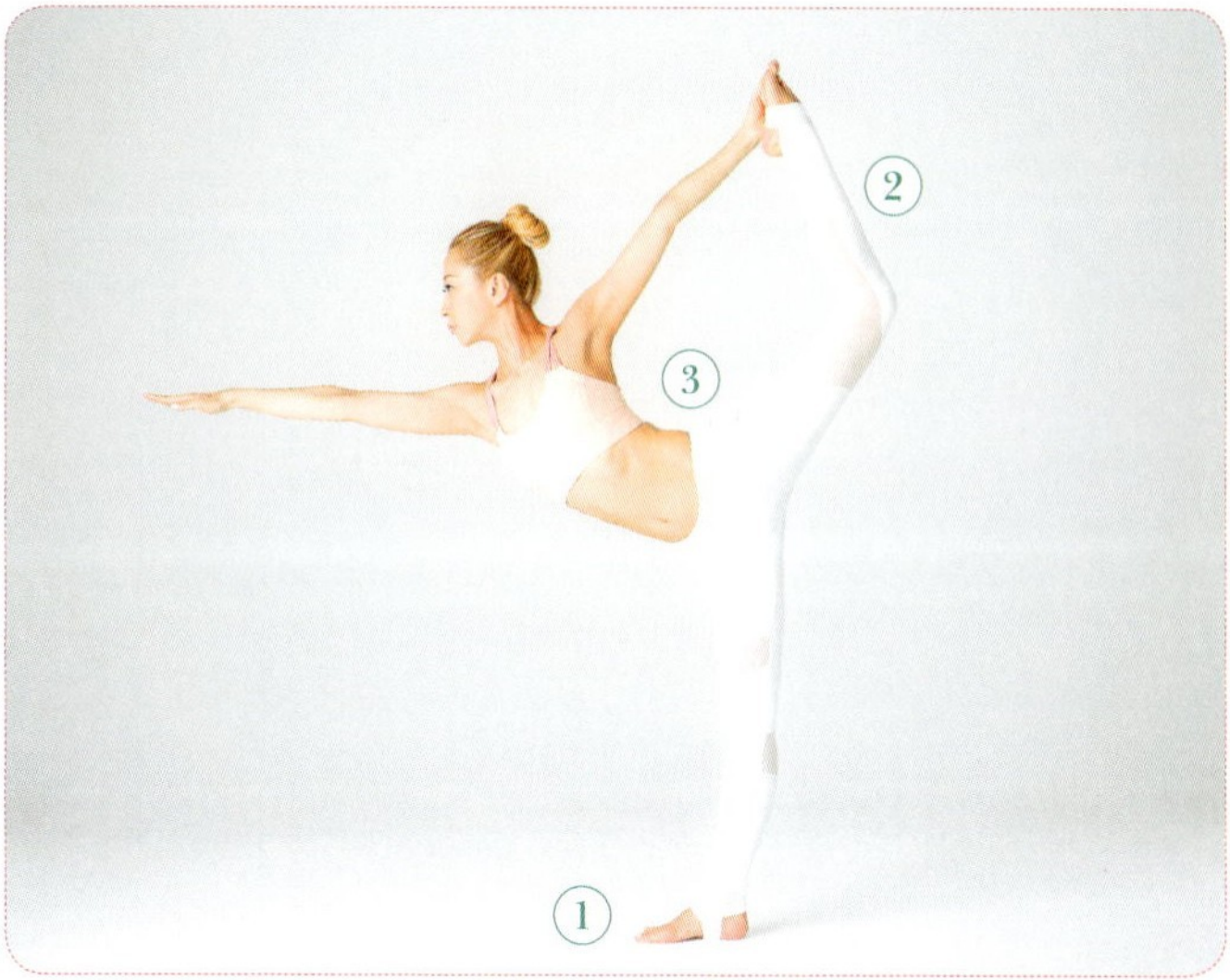

気をつけの姿勢から左脚を後ろに引き上げ、左手で足首を持ち上げる。右手はまっすぐ伸ばす（左脚が上がりきらなくてもＯＫ。このまま５呼吸キープ）→できそうだったら、さらに左脚を引き上げ、胸を開き５呼吸キープ。ゆっくりと元の姿勢に戻る→反対側も同様に行う。お尻の筋肉を強化する。

Check point

① 支点となる脚に重心をかけるとフラフラしません
② 腰から曲げるのではなく、脚を引き上げることで上体を傾けるイメージ
③ 腰が反らないようにお腹をしっかり引き上げましょう

Challenge 06 お腹と腰の筋肉を強化

サイドプランク

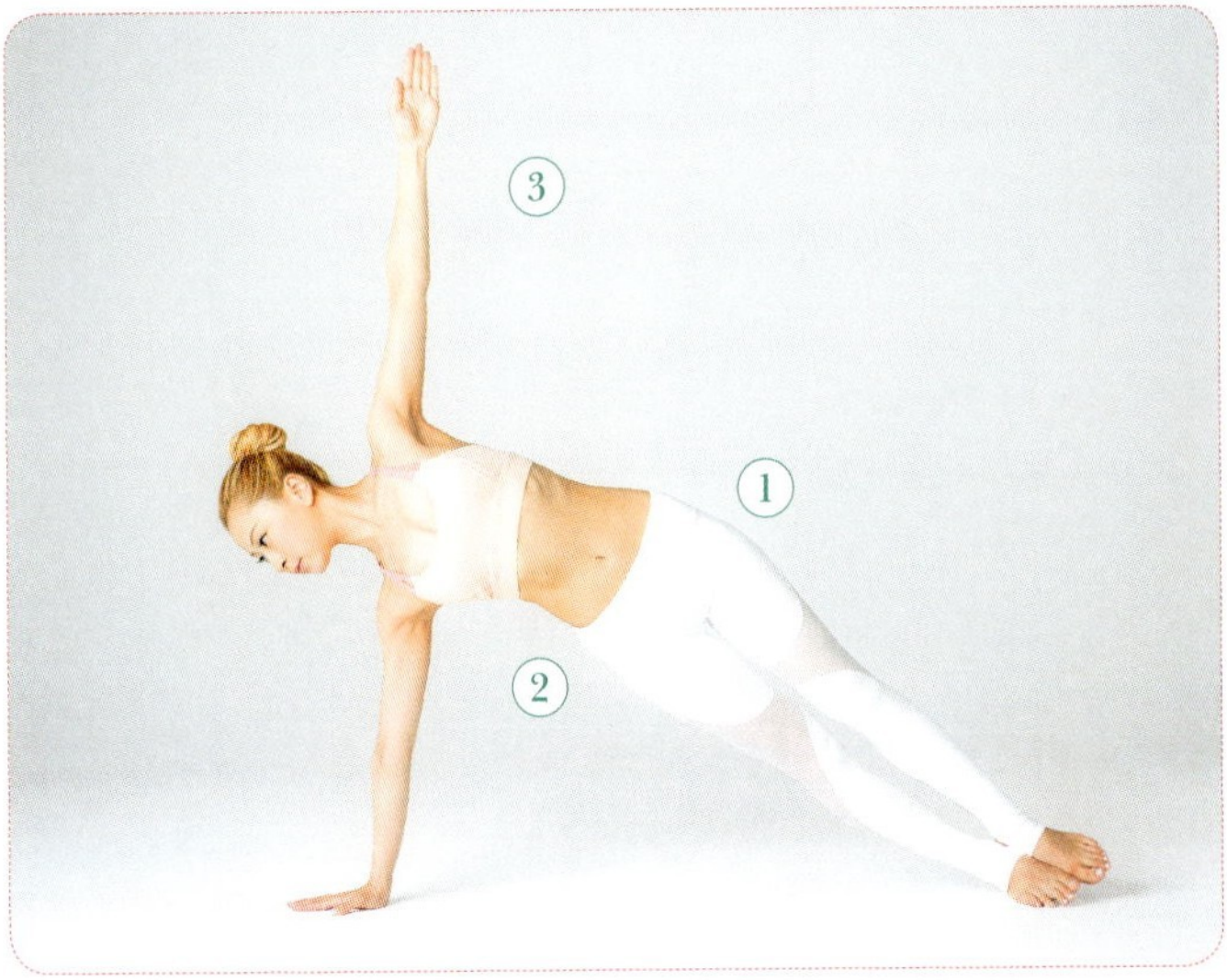

よつばいの姿勢から板のポーズ（180ページ参照）をとり、そのままゆっくりと両つま先を左に向け、左腕を上に伸ばし５呼吸キープ。ゆっくり元の位置に戻る→反対側も同様に行う。

Check point

① カラダはまっすぐ、お尻が突き出さないように
② 腕で支えず、お腹でバランスをとりましょう
③ 上に伸びていくイメージで行い、手首に負担がかかりすぎないように

07 サイドストレッチ

お腹の前面、腰、太ももの筋肉を伸ばす

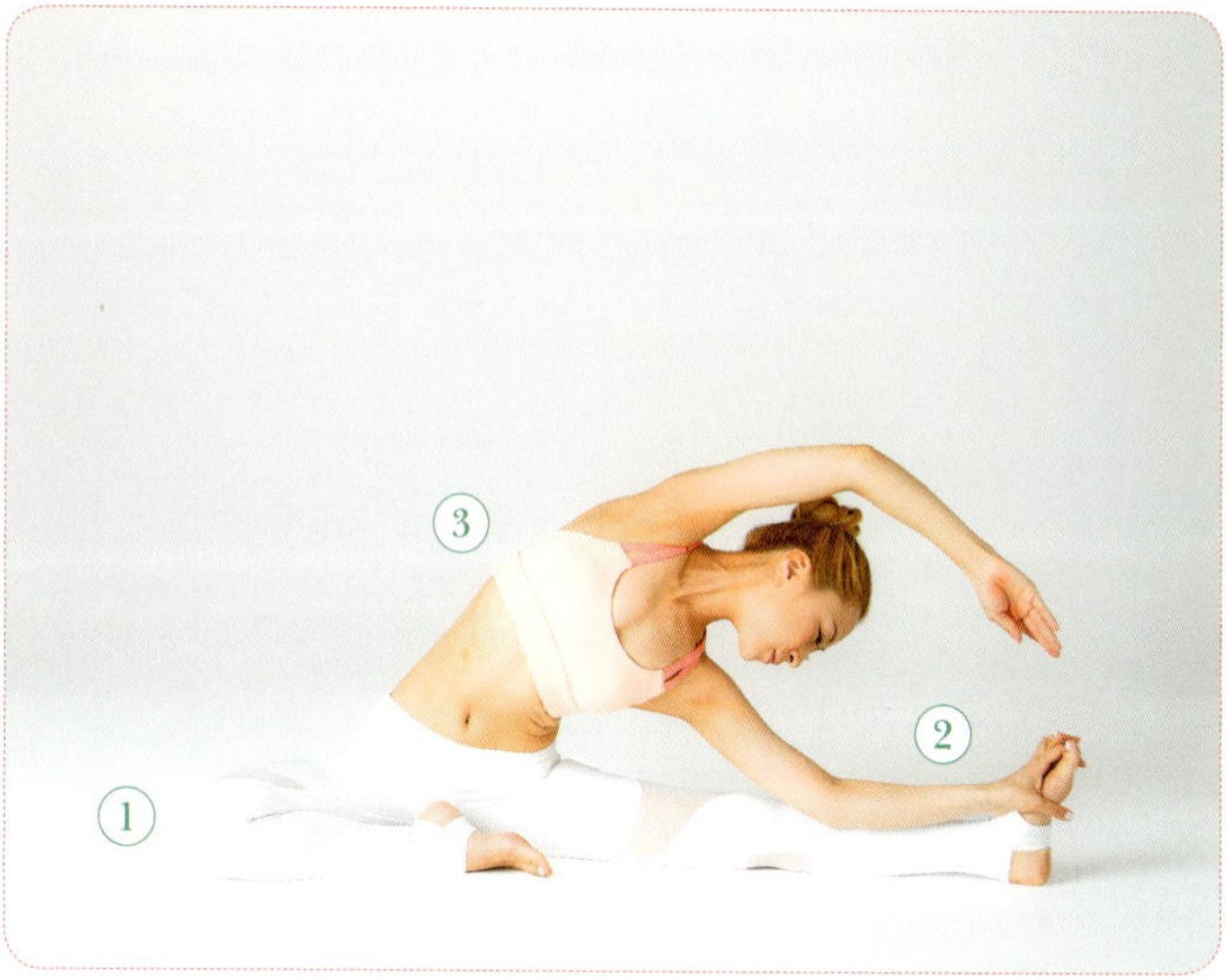

安楽座から左脚をななめに伸ばし、つま先を立てる→上体を左に倒し、胸を開いて５呼吸キープ。ゆっくりと元の姿勢に戻る→反対側も同様に行う。

Check point

① 右ひざは床から浮かないように
② 傾けるほうの手は脚に添えてOKです
③ 上体はなるべく真横に傾けて、前に倒れないようにしましょう

08 フロントストレッチ

お腹、骨盤、むくみを解消

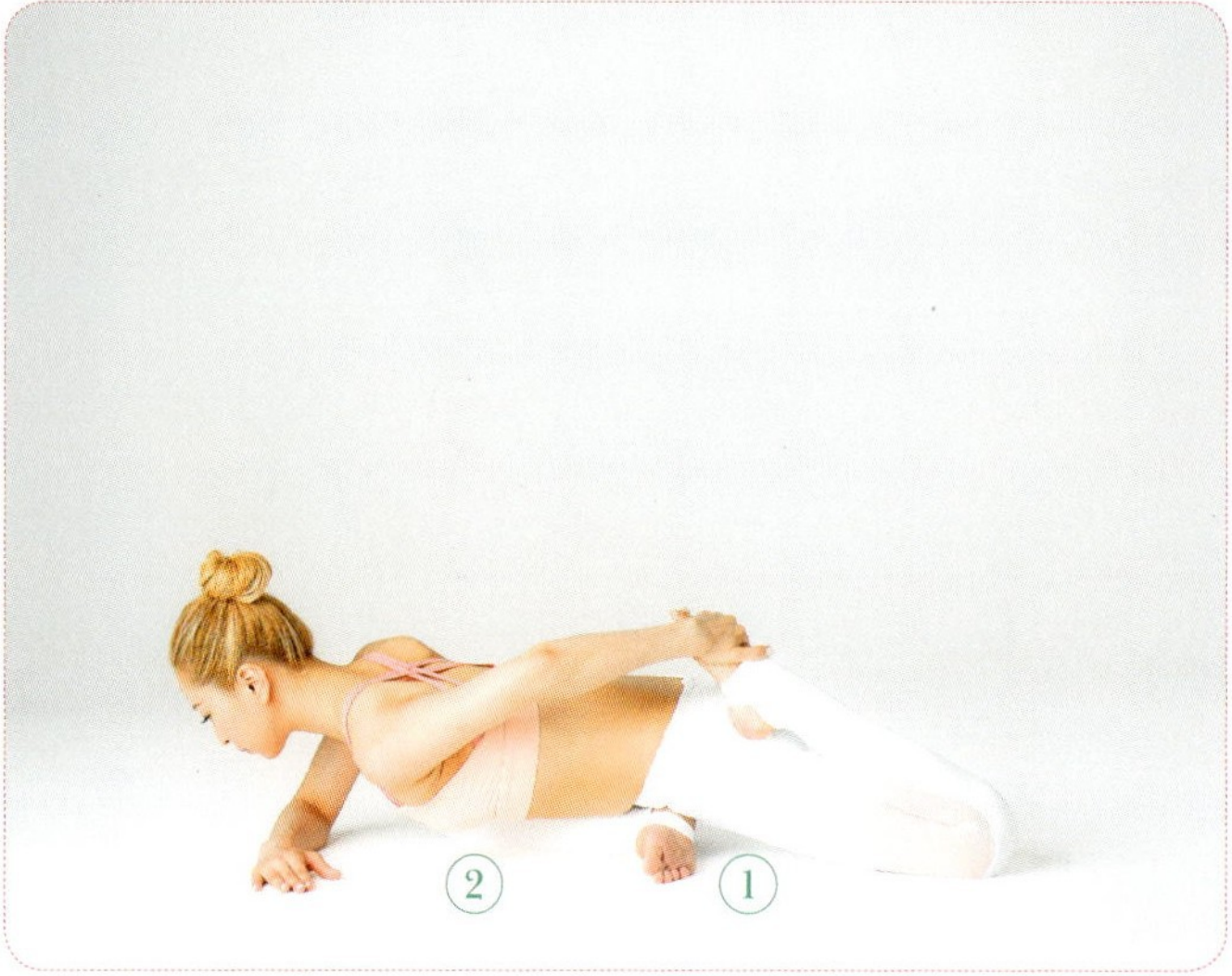

右ひざを曲げ、左脚を後ろに伸ばして座り、骨盤をしっかり立てる→左脚を曲げて左手で持ち、上体を前に倒し５呼吸キープ。ゆっくりと元の姿勢に戻る→反対側も同様に行う。
前側の脚を圧迫するので、元のポーズに戻ったときに血行が促進。むくみを解消。

Check point

① 重心が左右に傾きやすいので、つかんでいる足のほうの骨盤を床に下ろすように意識しましょう
② 自分の体重で前側の脚を圧迫するようなイメージ

09 ツイスト

骨盤を閉め、お尻の筋肉を伸ばす

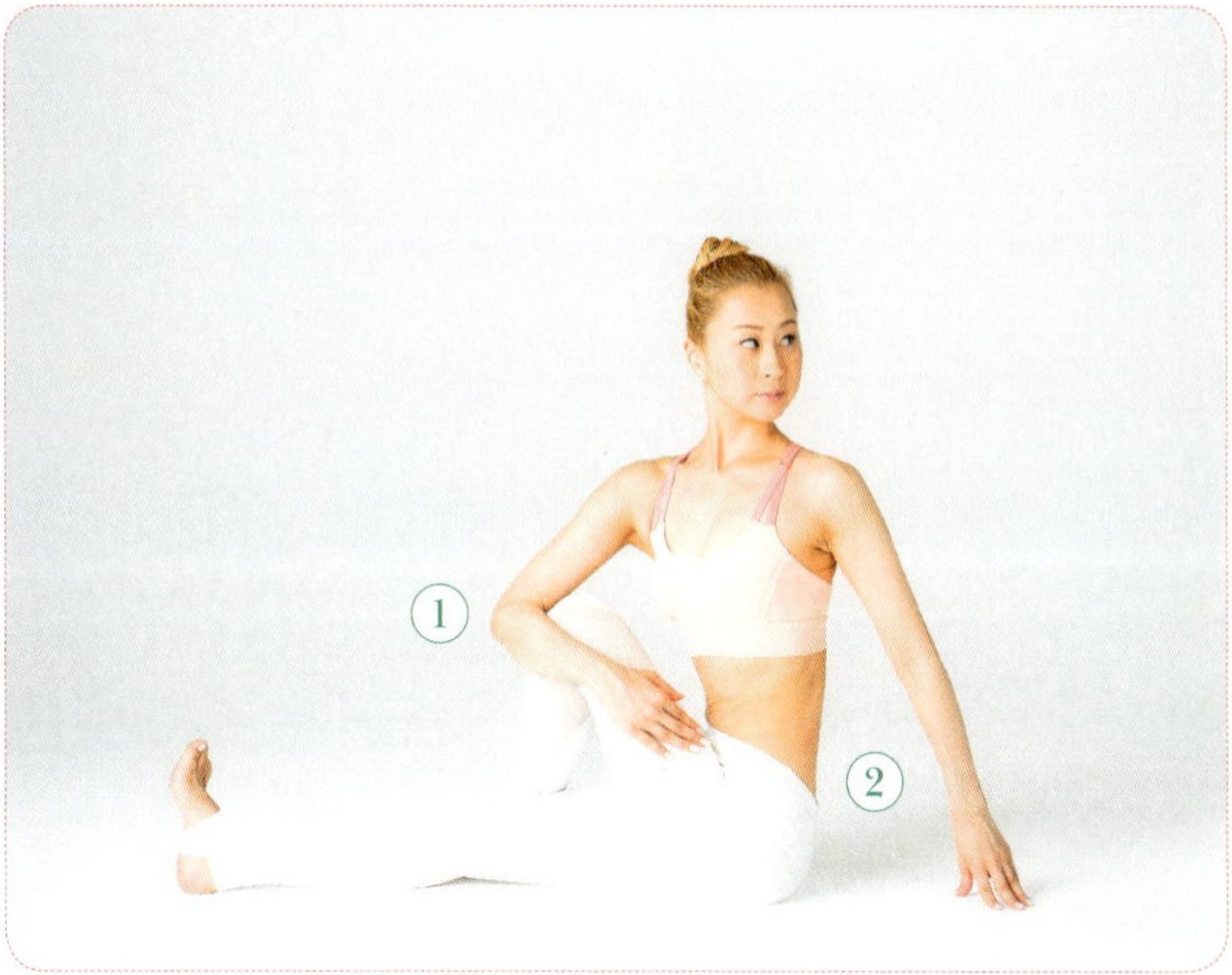

長座になり左ひざを曲げて右脚の外に置く→上体を左側にひねり５呼吸キープ。ゆっくりと元の位置に戻る→反対側も同様に行う。

Check point

① 右腕を左のひざにかけるとロックがかかり、ひねりやすくなります
② 坐骨を安定させて骨盤を立てると、背中が丸くなりません。ねじりを深めるよりも骨盤が立っていることが優先です

10 片足前屈のポーズ

お尻ともも裏の筋肉を伸ばす、
リンパの流れをよくする

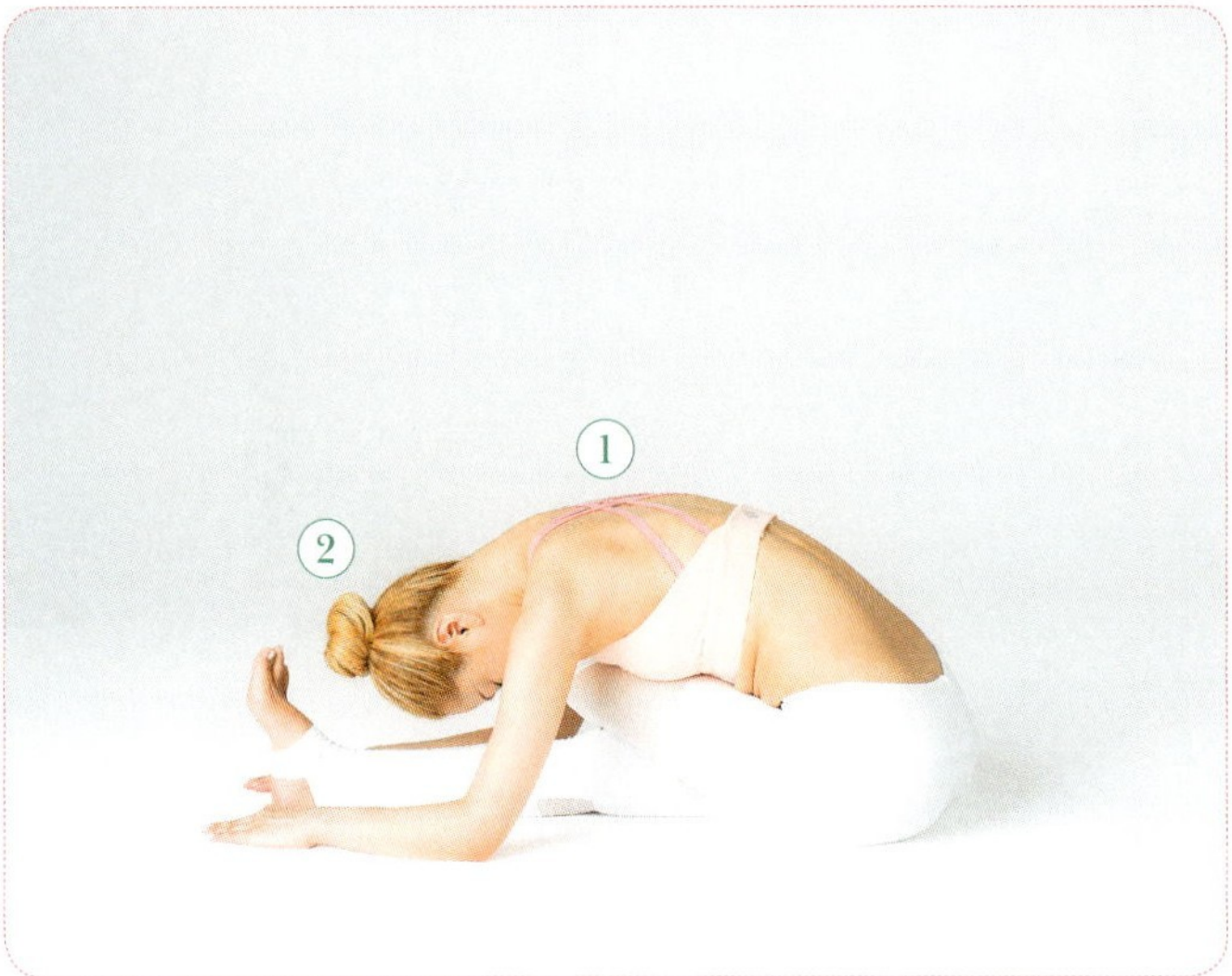

09の脚のかたちのまま上体を前に倒し、5呼吸キープ。ゆっくり元の姿勢に戻る→反対側も同様に行う。リンパに刺激を入れることで、デトックスしやすいカラダになる。

Check point

① 上半身を曲げることで、上半身が重しの役目をします。それにより、お尻の筋肉にストレッチがかかります
② 生理中は深い前屈をさけましょう。子宮にあたらないように注意

01 背中や腰のストレッチ、腹筋の強化

バックアームストレッチ

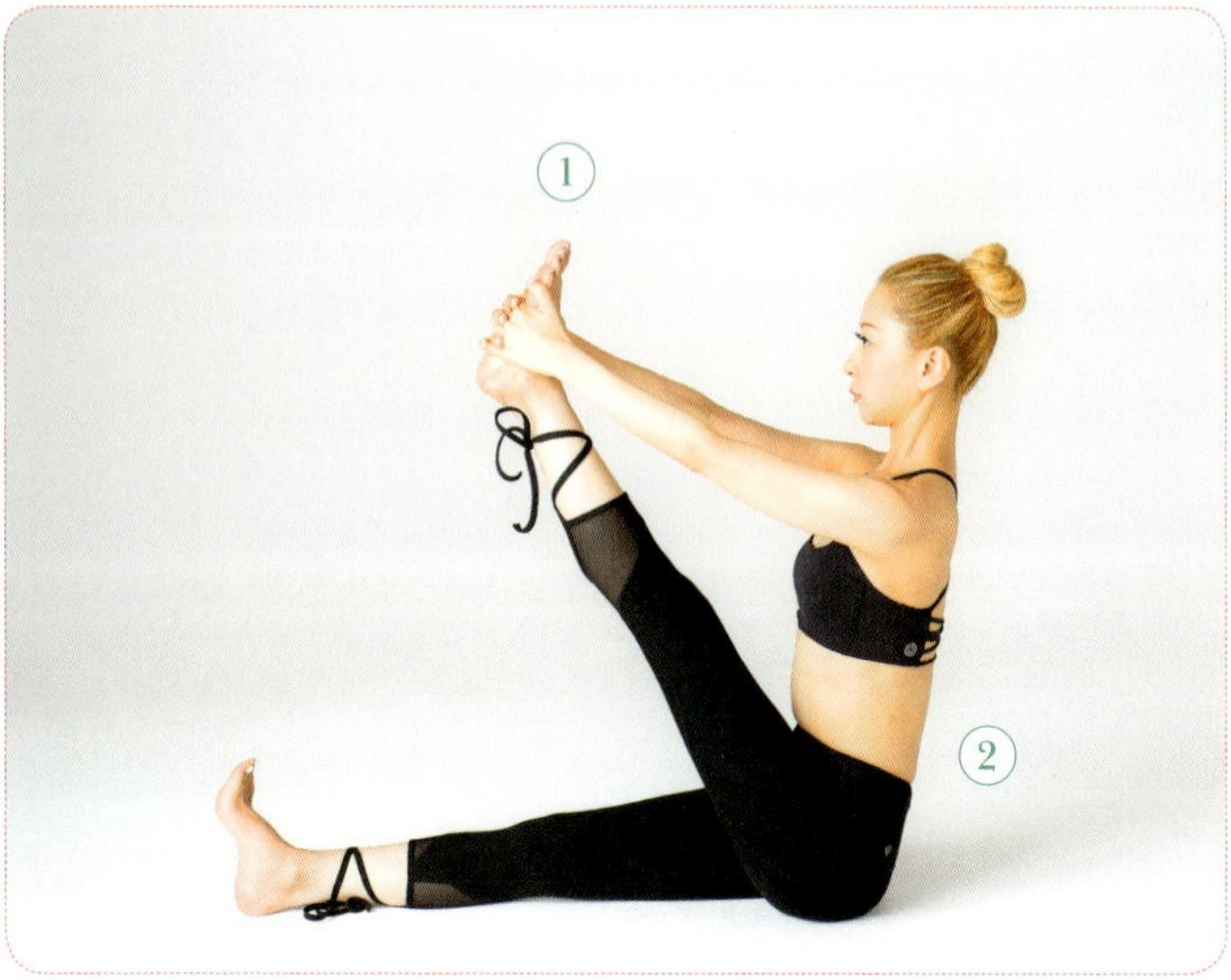

長座の姿勢になって肩の力を抜き、腰の伸びを感じながら背中を上に引き上げる→両手で左足を手で持ち、斜め上に伸ばす→息を吐きながら背中を丸めて脱力し、５呼吸キープしたら元に戻す→反対側も同様に行う。

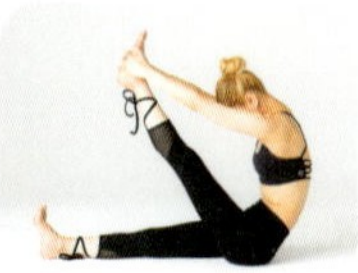

横から見ると…

背中を丸めるときは、首の力を抜いて脚にぶら下がるようなイメージで。しっかり肩甲骨を開きましょう。

Check point

① つま先は天井に向けて
② 脚の重さを利用して背面を伸ばします。おへそを前面に押し出すようにすると、腰がしっかり伸びます

02 座った三日月のポーズ

肋骨を引き上げて肩甲骨の柔軟性を高める

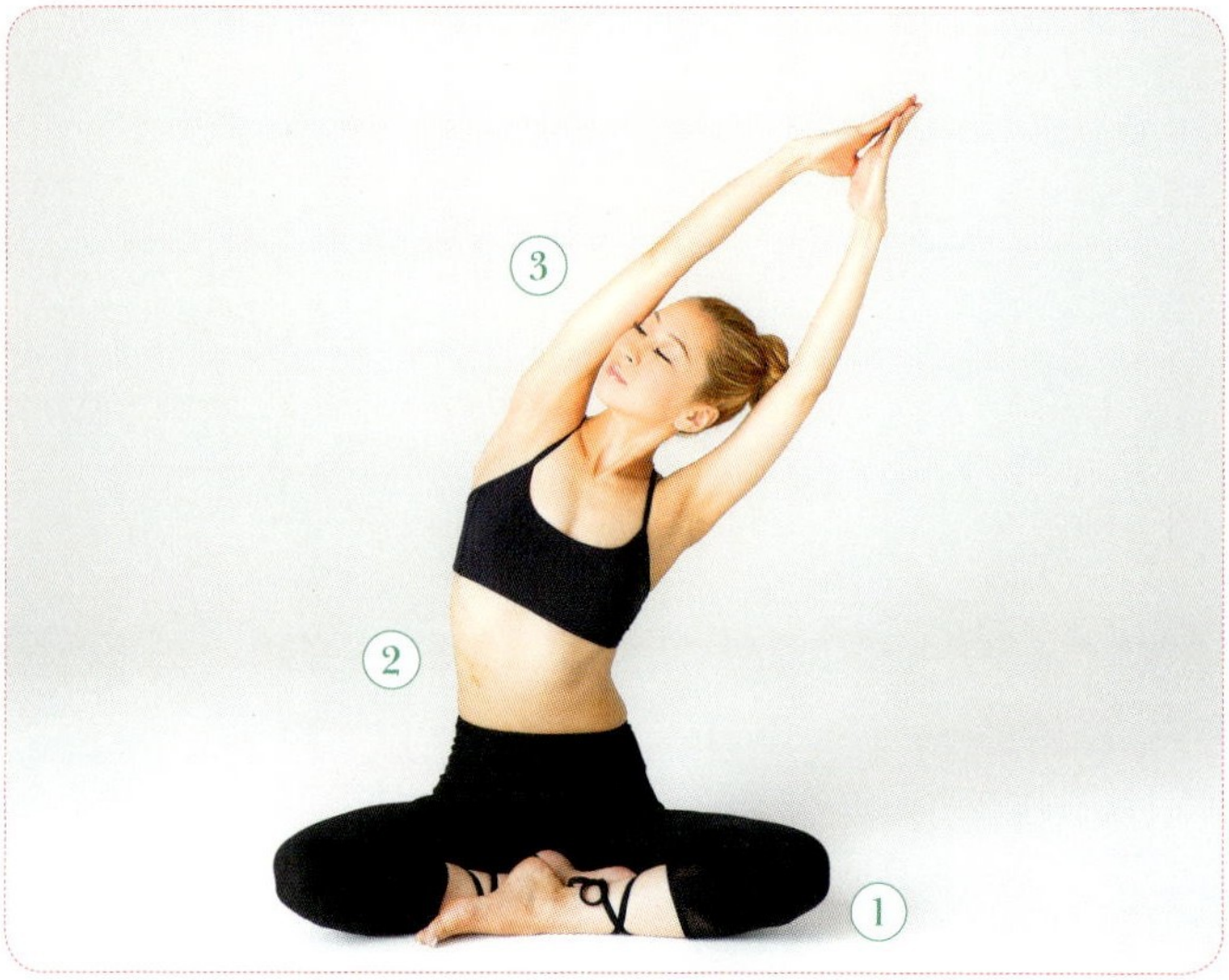

両ひざを曲げて座って肩の力を抜き、腰の伸びを感じながら背中を上に引き上げる→手を上げて頭上で合掌し、ゆっくりと上体を倒し５呼吸キープ。元の位置に戻る→反対側も同様に行う。

Check point

① 座ったときに、左右のかかとが体の正面にくるように引き寄せましょう
② おへそを前に押し出すようなイメージで座ると、骨盤が倒れません
③ 両手を上げるときは肩、ひじの関節を意識。腕の付け根から腕を倒すことで上体を伸ばします

03 内臓を引き上げ、消化を促す

伸びをしたキャットポーズ

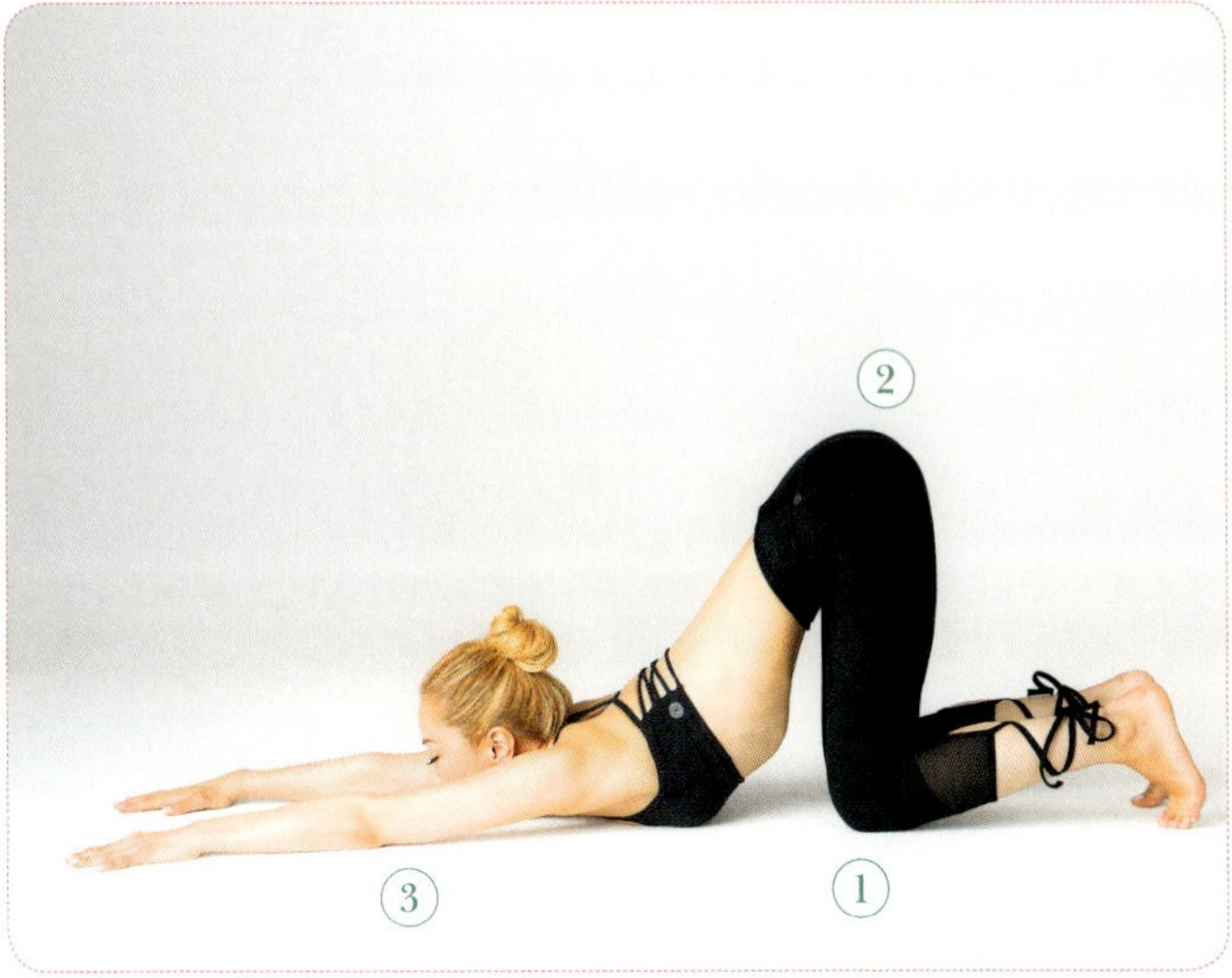

よつばいの姿勢になり、尾骨を引き上げながら両手を前方へ伸ばし、あご、できれば胸も床につけて５呼吸キープ。ゆっくりと元の姿勢に戻る。生理痛を改善する作用もあります。

Check point

① ひざは腰の真下の位置に置くとやりやすいです
② お尻は高く空へと突き上げるようなイメージで。あごや胸がつかなければ、おでこだけでもＯＫです
③ 肩の力を抜き、首がつまらないように意識しましょう

04 ねじりのキャットポーズ

肩甲骨まわりを伸ばす

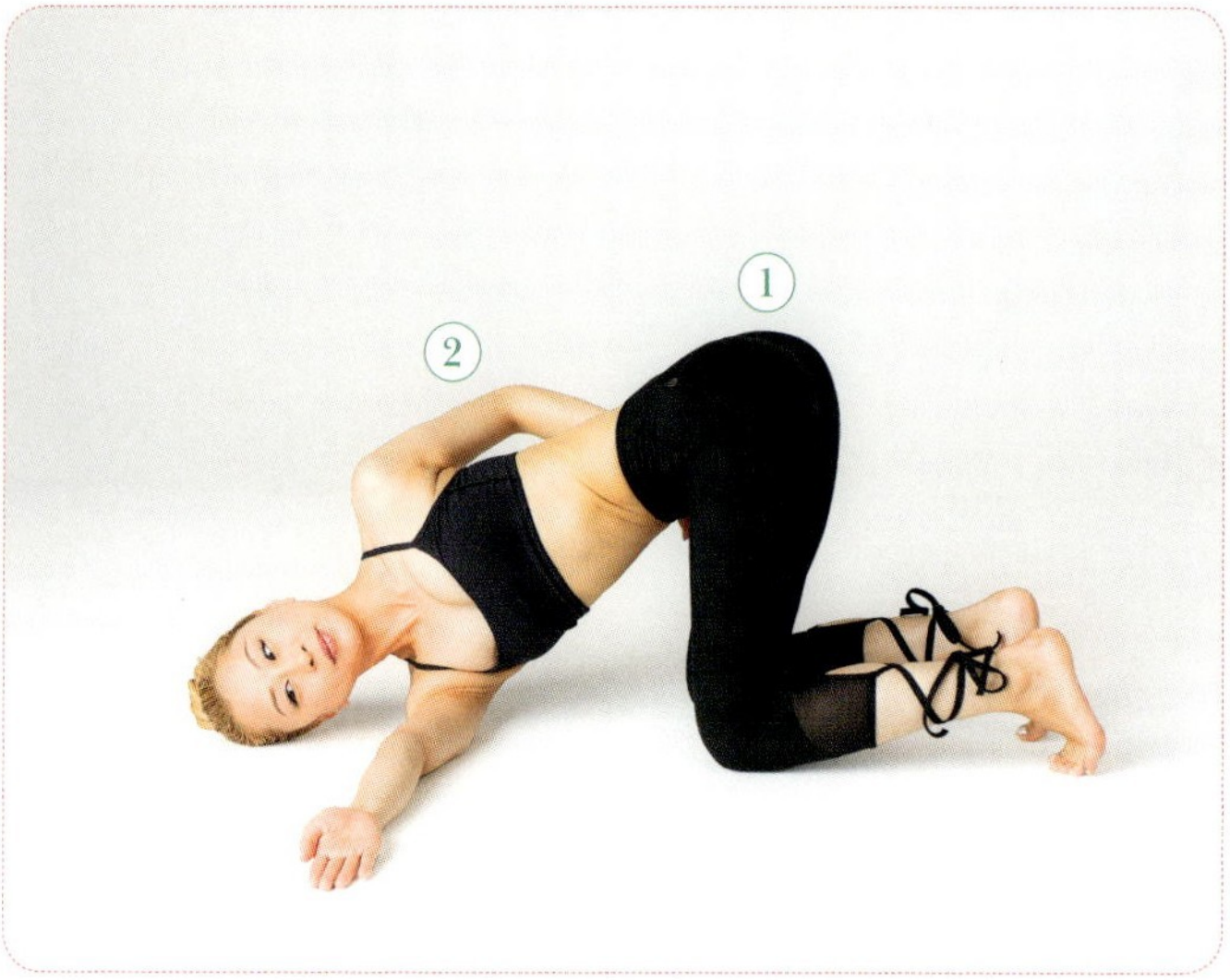

よつんばいの姿勢から上体を右にひねり、右腕を伸ばす。右肩、右こめかみを床につける→左手は背中側に回し、さらにウエストにひねりを加えて５呼吸キープ。ゆっくりと元の姿勢に戻る→反対側も同様に行います。

Check point

① 上体をねじっている間も骨盤は正面を向くように意識
② 床についているほうと逆の腕を背中側にもっていくことで、さらにひねりが加わります

05 アップドッグ

背筋の強化とお腹の前面を伸ばす

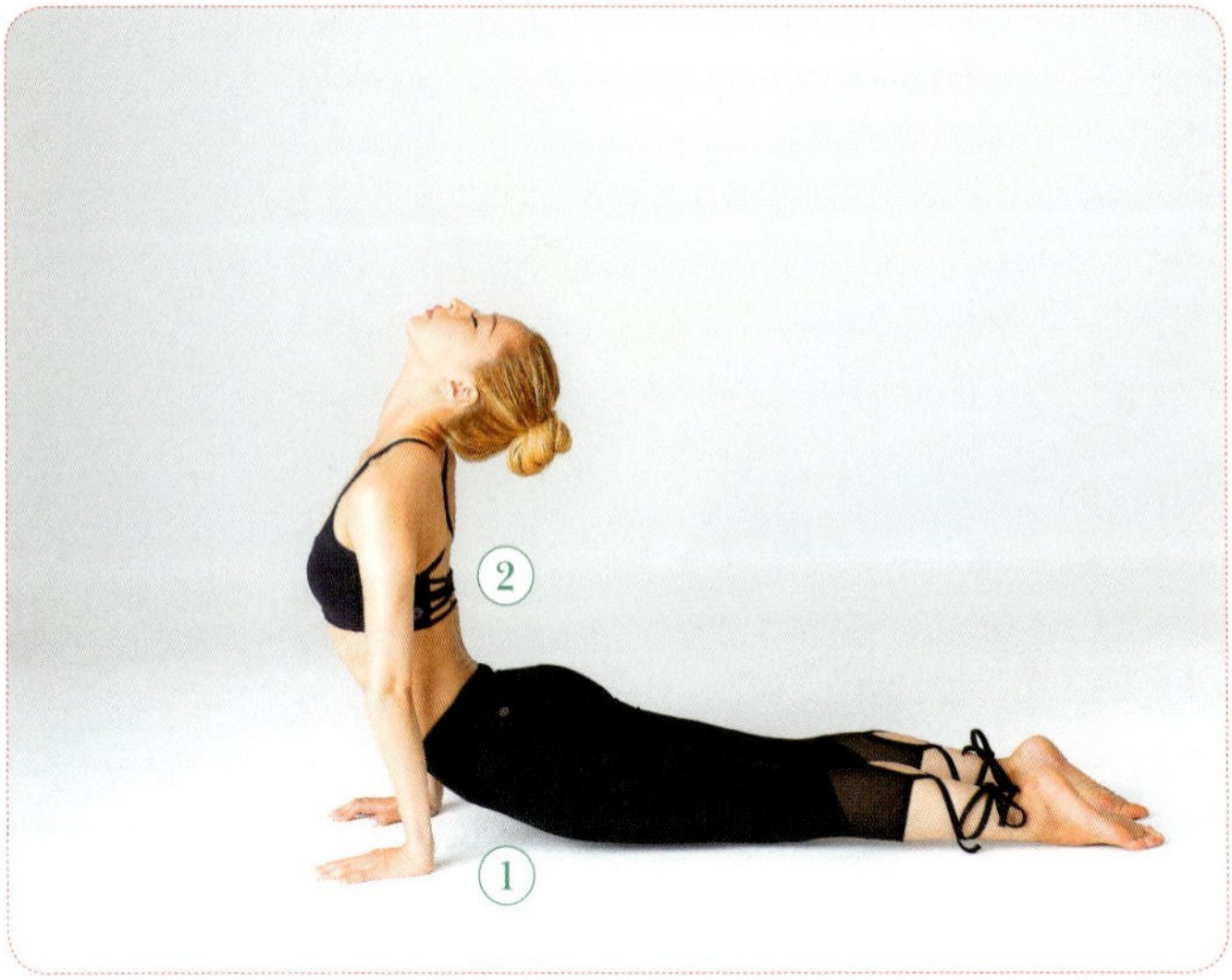

よつんばいになってゆっくりとひざを後ろに引き、胸とあごを床につける（このときはじめてうつ伏せに近い状態に。よつんばいの姿勢からはじめるのがポイント。うつ伏せの姿勢からはじめるのはNG）→お腹を引き上げ、上体を反らして５呼吸キープ。ゆっくりと元の姿勢に戻る。

Check point

① 手は肩の真下の位置に。肩が上がらないように

② 背中の広背筋を使いお腹を引き上げるようにしましょう

06 腹筋群の強化、腸腰筋を伸ばす

ストレッチトリコナアーサナ

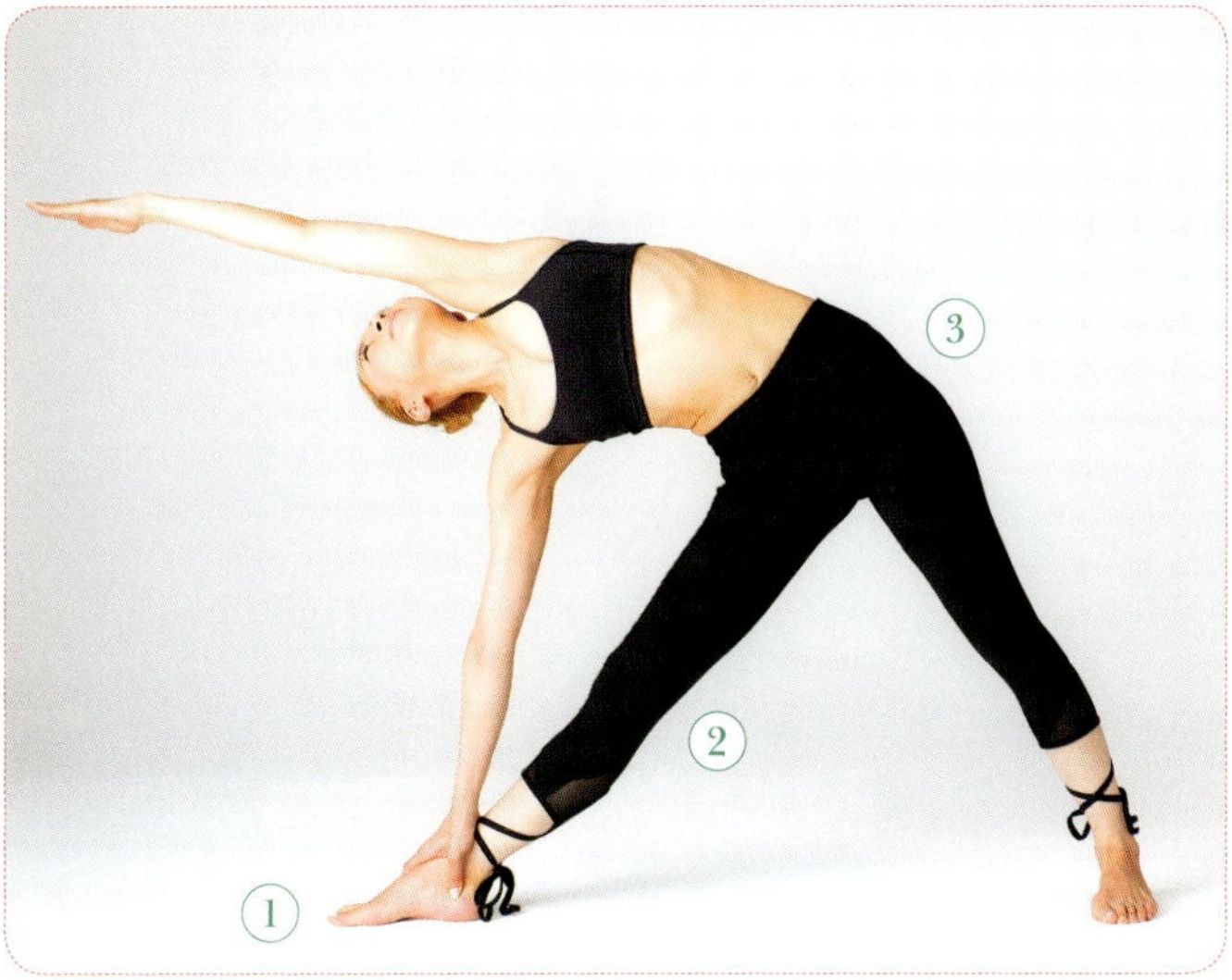

広めに両脚を開き、両手を真横に伸ばす→息を吐きながら上体を右に傾け、そのまま右手を真下に下ろして右足首を持つ。左手は真上に伸ばし（上体を傾けるので横になる）５呼吸キープ。カラダで大きな三角をつくりながら、壁と壁の間に挟まれているようなイメージで薄いカラダをつくる。ゆっくりと元の姿勢に戻る→反対側も同様に行う。

Check point

① つま先は90度外に向けます
② 両ひざは伸ばしたまま。腰の位置は床と平行に
③ 骨盤を左に押し出すように、上体を右に傾けましょう

Challenge 07

背筋、腹筋群の強化

リバースウォーリア

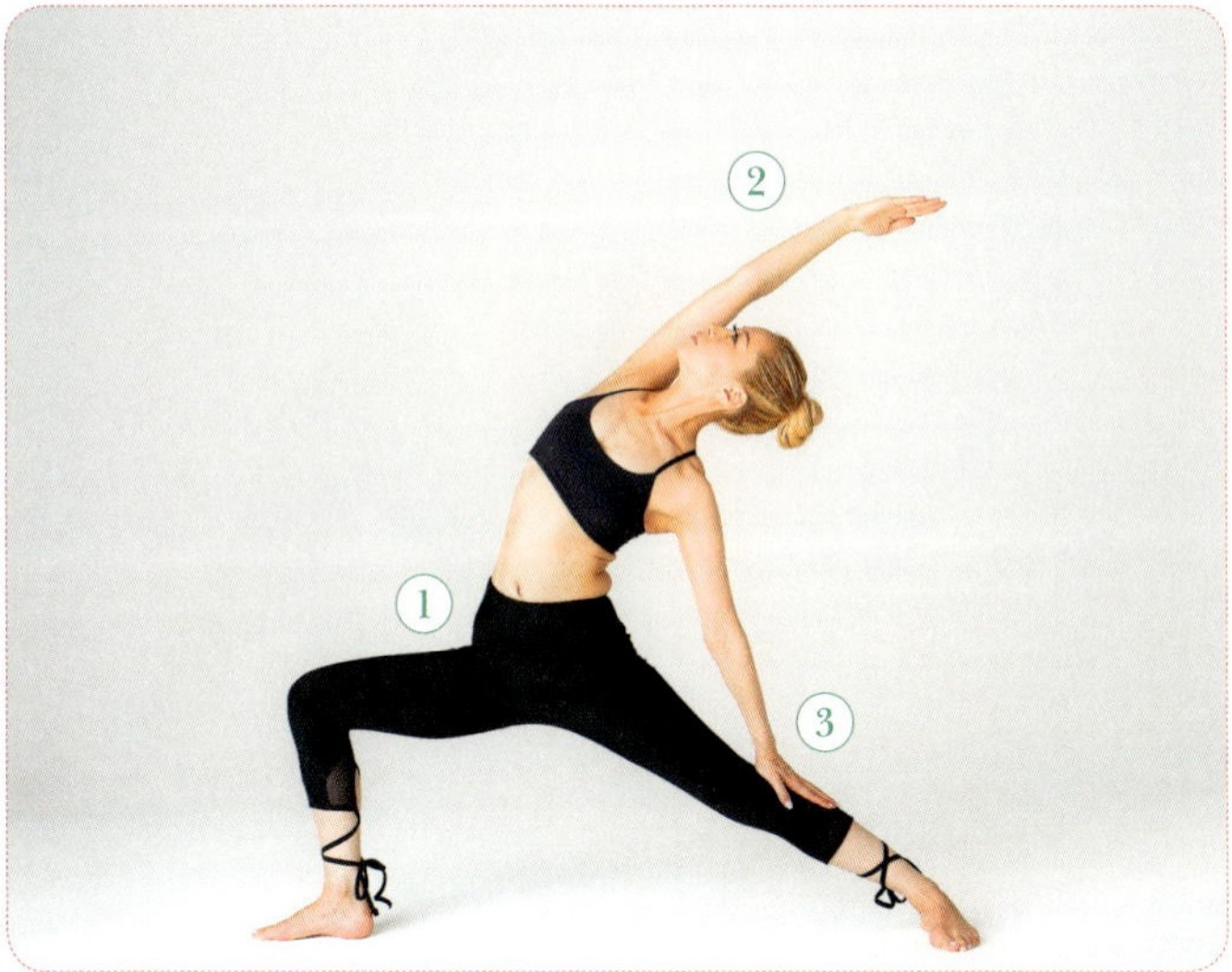

広めに両脚を開き、右足を90度右に開く→両手を左右に広げたら右手のひらを上に向け、息を吐きながらゆっくりと上体を倒し５呼吸キープ。ゆっくりと元の姿勢に戻る→反対側も同様に行う。
背筋、腹筋群を鍛えながら、下半身を安定させる。

Check point

① 足を開くときは、足首だけでなく股関節から開きます。おへそが前を向き、腰の位置は床と平行になるように
② 腰を反らすのではなく、胸を広げながら上半身で三日月をつくりましょう
③ 左手の位置はなりゆきでOK

08

腰と腕を伸ばし、つまりをとる

浄化のポーズ

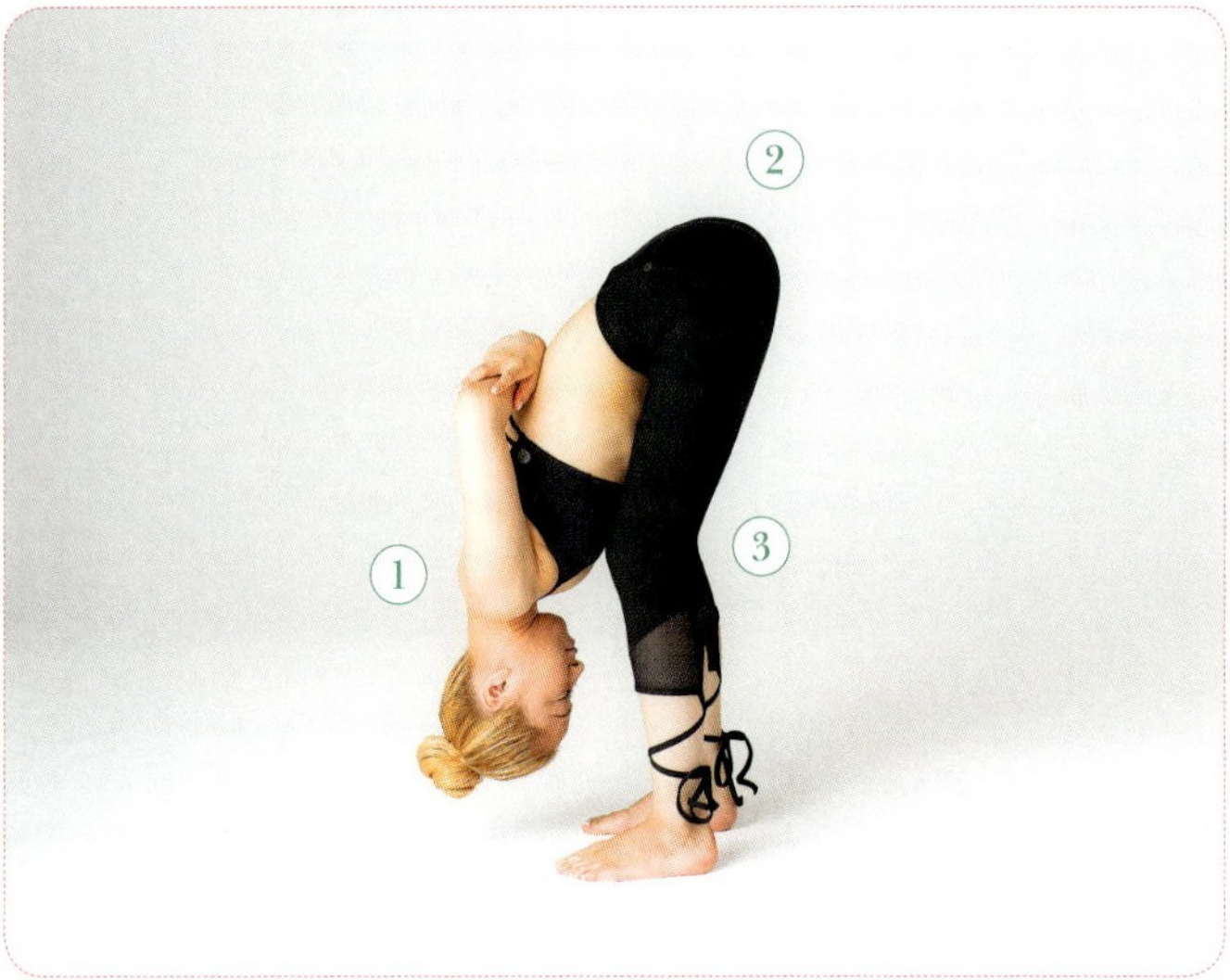

背中で腕を組んで息を吸い、吐きながら深く前屈し５呼吸キープ。ゆっくりと元の姿勢に戻る。

Check point

① あごを引き、首はリラックスさせましょう
② 頭を下げるというより、お尻を天井に引き上げるようにして上体を下げるイメージです。そのほうが深く前屈ができます
③ ひざを軽く曲げてよいので、骨盤の中央にある仙骨（骨盤の後ろ側、背骨の根元にある骨）がまっすぐに伸び、股関節から曲がっていることを意識しましょう

Challenge 09

腸腰筋、お腹を伸ばして体幹を強化

鳩のポーズ

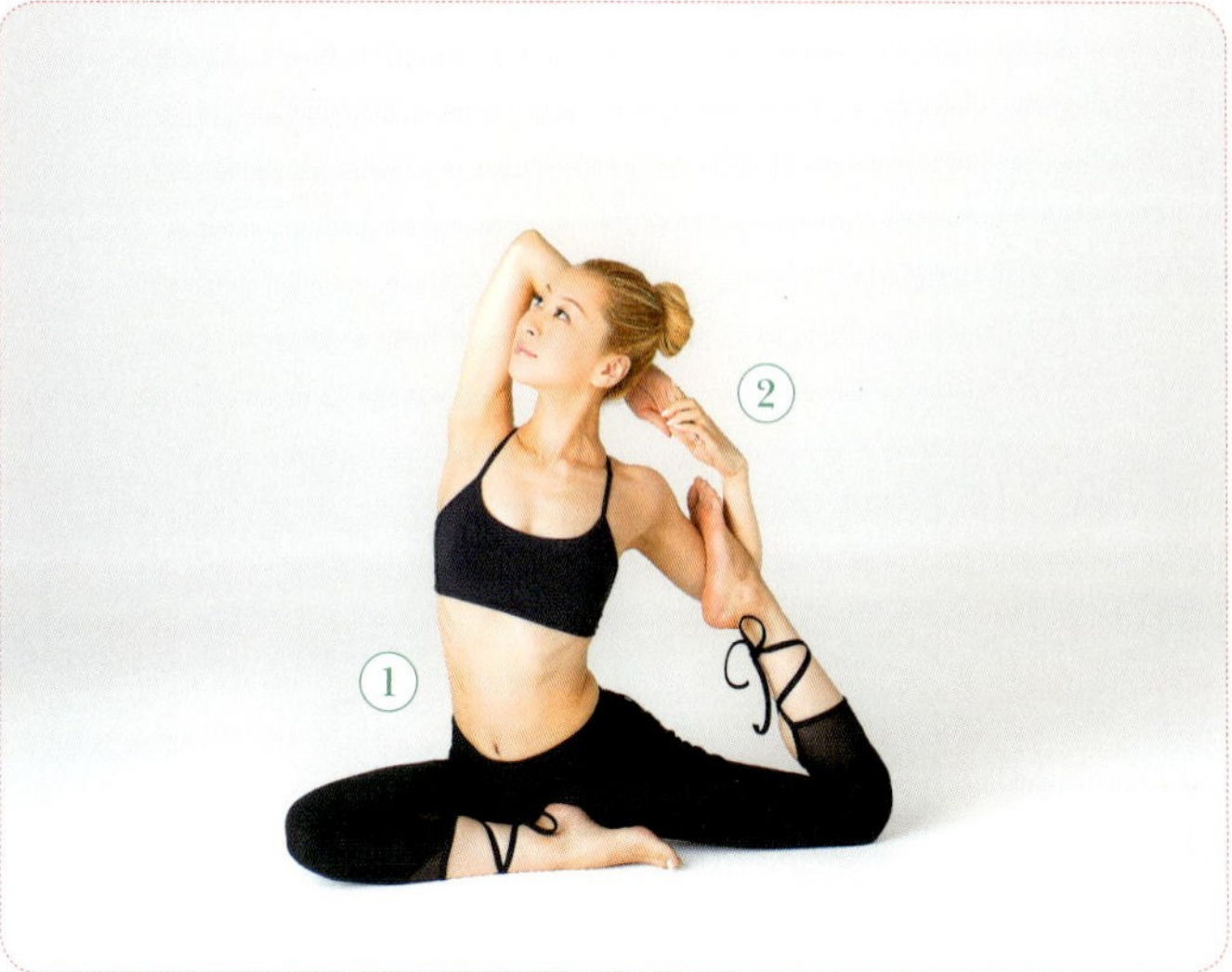

右ひざを曲げ、左脚を後ろに伸ばして座る→左脚のひざを曲げる（ここで５呼吸キープしてもＯＫ）→できそうだったら、右腕を肩甲骨から回し、頭の後ろで両手を組み、胸を開いて５呼吸キープ。ゆっくりと元の姿勢に戻る→反対側も同様に行う。
体幹を鍛えて上半身を安定させ、肩甲骨、太ももの筋肉も同時に伸ばせる。

Check point

① 骨盤をしっかり立て、胸をしっかり開く
② 左足のつま先を左のひじにひっかけるようにすると、姿勢が決まります

10 肩甲骨まわりの筋肉を伸ばす

上半身だけのガルーダのポーズ

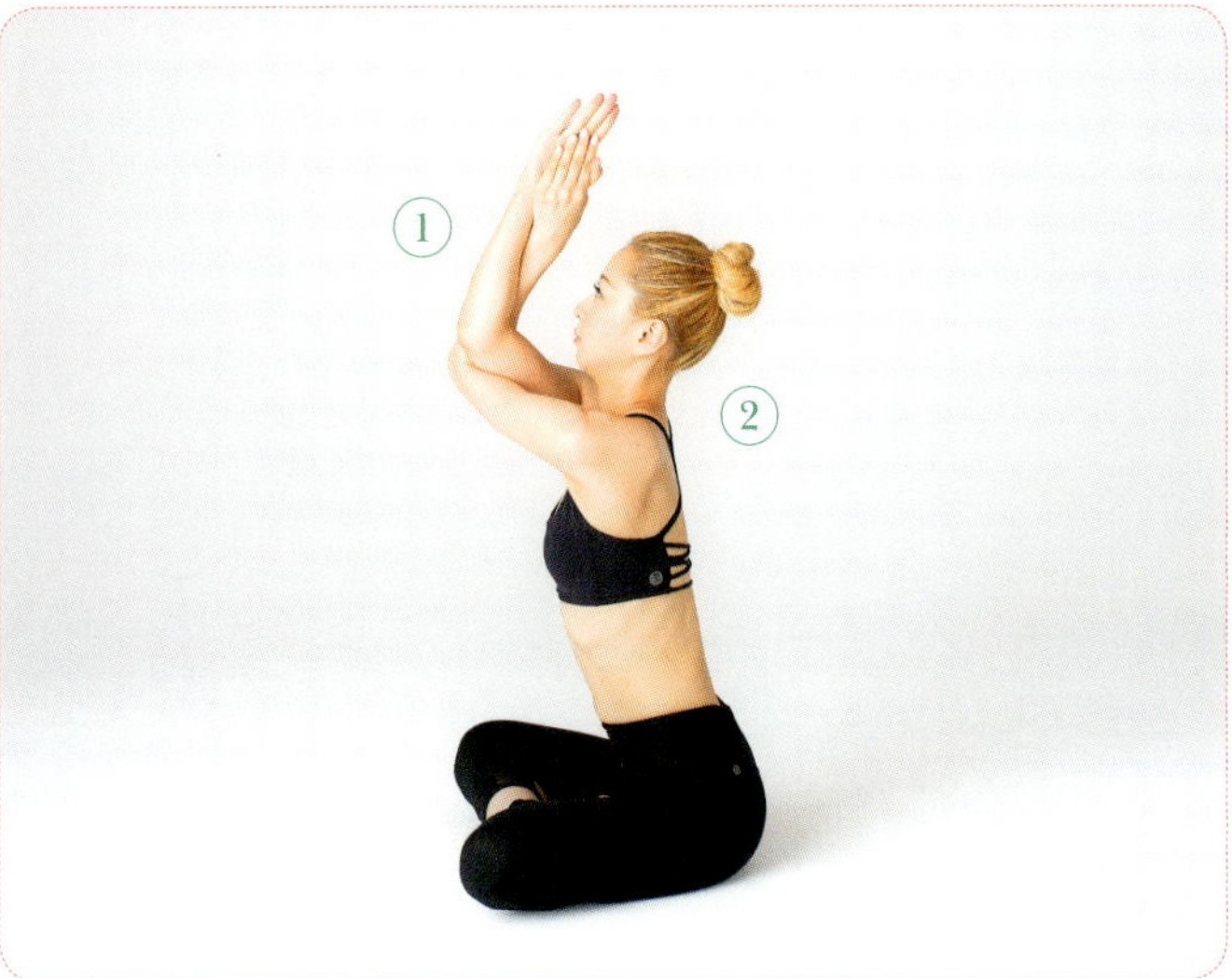

安楽座で座り、右腕が上になるようにクロスさせ、左右の手のひらを合わせる→息を吸いながら指先を天井に向け、5回アップダウンをくり返す→次に指先を前に向け、ゆっくりと前後に5回動かし、ゆっくりと元の姿勢に戻る→腕の上下を変え同様に行う。

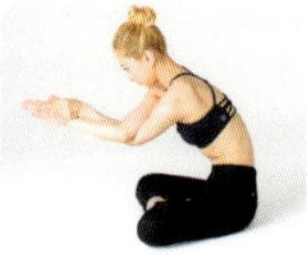

指先を前に向けるときは

このくらい腕を前に出せるようになるのが目標。最初は無理せず行いましょう。

Check point

① 自分を抱きかかえるようなイメージ。しっかりと深くクロスさせましょう
② 肩を下げ、肩甲骨から動かすように

1日のはじまりを
太陽礼拝ではじめてみる

部位別のヨガと合わせて、日常に取り入れたいのが「太陽礼拝」です。「太陽礼拝」はヨガのポーズの基本中の基本とされる動き（シークエンス）。古代インドで太陽と神を讃えて拝む行為に由来しているとされ、その名がつけられました。また、12個のポーズのうちいくつかは重複しているので、純粋なポーズの種類としては8種類になります。また、

・太陽に向かってポーズをとること
・12個のポーズが流れるようにつながり、ひとつの動きになっていること

といったところに特徴があります（流派によって、ポーズの数は多少異なります）。

ヨガの専門書などを読むと、太陽礼拝を意識的に正しく行うことができれば、体内エネルギーが活性化され、創造や調和を感じることができる、「自」と「他」の相違から生まれる衝突は打ち消され、純粋な愛や思いやりが生まれる……などといった内容が記載されています。

太陽礼拝には、まさにヨガの真髄が詰まっているのですね。

また、準備運動としてもすぐれていて、ウォーミングアップとして取り入

れているヨガ教室も多いようです。

さまざまな筋肉を使い、全身をほぐす

決められたポーズを日々くり返すことには、とても意味があります。たとえば、朝起きて「太陽礼拝」を行うとしましょう。

すると、「今日はいつもよりカラダを伸ばしにくいな」とか「やったあとの気持ちよさがいつもと違う！」といったことが感じられます。

これは、同じポーズと流れをくり返すからこそわかることです。自分の体調や精神状態によって違う、という感覚を磨くことができ、自分自身を見つめられるのが「太陽礼拝」なのです。

カラダの代謝を高めたり、全身を強化したりするだけにとどまらず、気分をリフレッシュさせ、カラダと心が元気になる動きなので、ぜひ部位別のヨガプログラムと一緒に取り入れてみてください。

太陽礼拝を行うときは、次の2点に気をつけましょう。

❶ ポーズは通しで行う

12個のポーズで1セットになっています。セットで行うことで全身運動として完結するので、必ず通しで行ってください。

12個のポーズを多いと感じますか？

実際やってみると、ほとんどの生徒さんが「あっという間だった」と言います。慣れればラジオ体操より簡単かもしれません。

❶ 決められた呼吸でポーズをとる

呼吸については、吸って、吐いて、で1呼吸と考えます。

基本的にひとつの呼吸に対して1動作になっていますが、最初は呼吸を気にせずゆっくりていねいに行いましょう。慣れてきたら、1呼吸1動作を目指してください（5番目と6番目の動きは息を吐きながら一気に行います）。

ヨガの呼吸には意味があって、正しいカウントで呼吸することで精神状態を落ち着かせ、瞑想状態に入りやすくなります。

カラダをしっかりと伸ばすために、慣れてきたら5セットくり返してみてください。

また、「太陽礼拝」という名前のとおり、できれば朝行うのがベストです。カラダをスッキリと目覚めさせるほか、活動的に一日をスタートさせるウォーミングアップになります。

もちろん、夜行ってもかまいません。一日のストレスや疲れを癒し、心身をリラックスさせてくれるので、よく眠れるようになるでしょう。

次のページで、全体の動きをひととおりご紹介しましたので、まずはそちらをご覧いただき雰囲気をつかんでください。

各ポーズのポイントは176ページからひとつずつご紹介します。

Sun Salutation

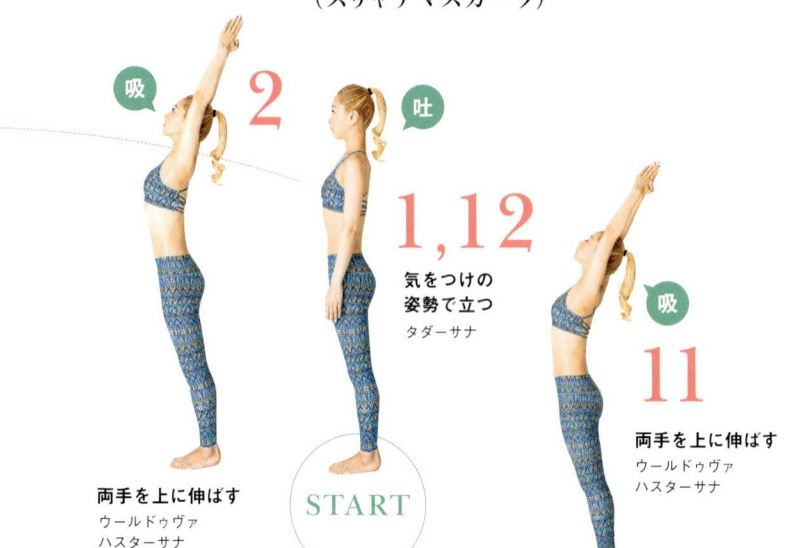

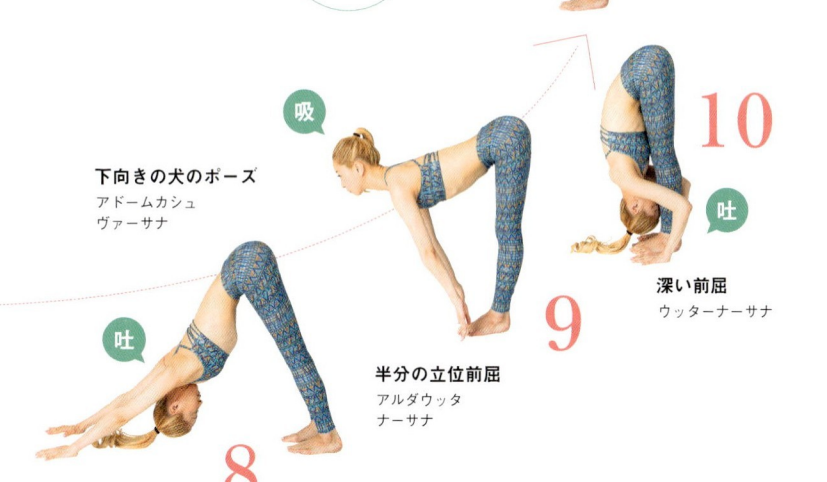

1日のはじまりに行うのがおすすめ

太陽礼拝
（スリャナマスカーラ）

吸

2

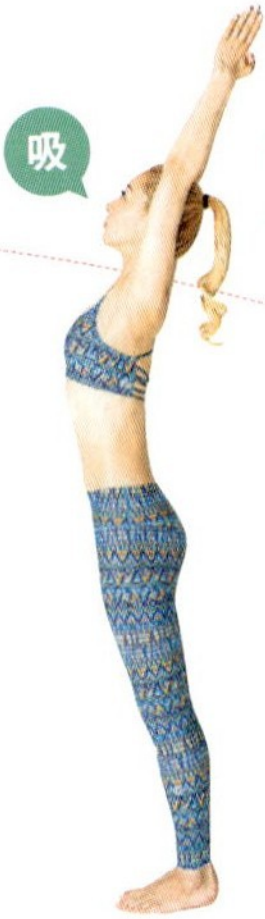

両手を上に伸ばす
ウールドゥヴァ
ハスターサナ

吐

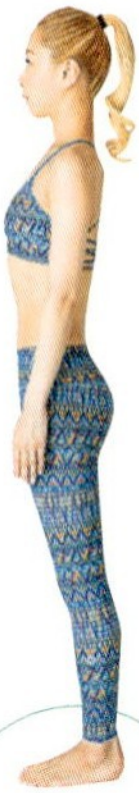

1,12

気をつけの姿勢で立つ
タダーサナ

START

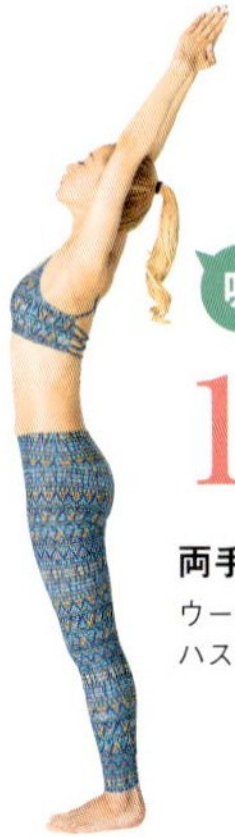

吸

11

両手を上に伸ばす
ウールドゥヴァ
ハスターサナ

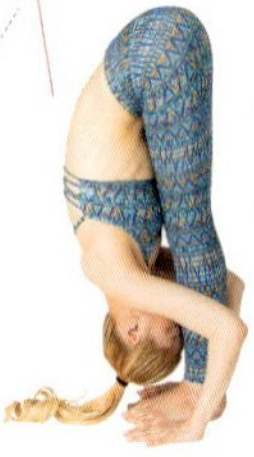

10

吐

深い前屈
ウッターナーサナ

吸

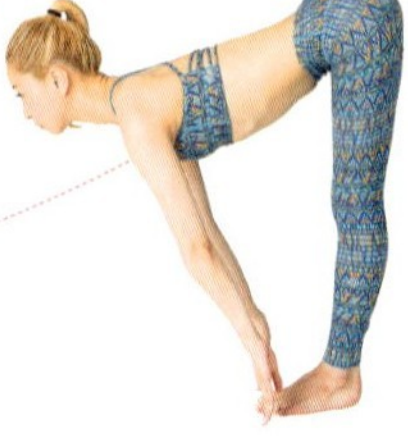

9

半分の立位前屈
アルダウッタ
ナーサナ

下向きの犬のポーズ
アドームカシュ
ヴァーサナ

吐

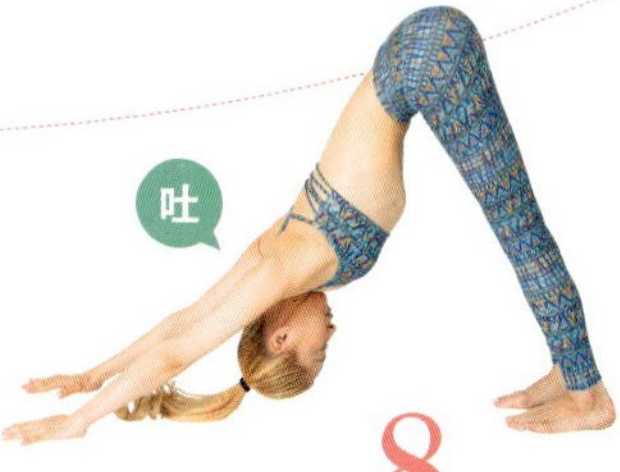

8

1から12までのポーズで1セット。これをできれば5回くり返します。一つひとつ時間をかけて行うというより、うまくポーズの流れにのることを意識してみてください。

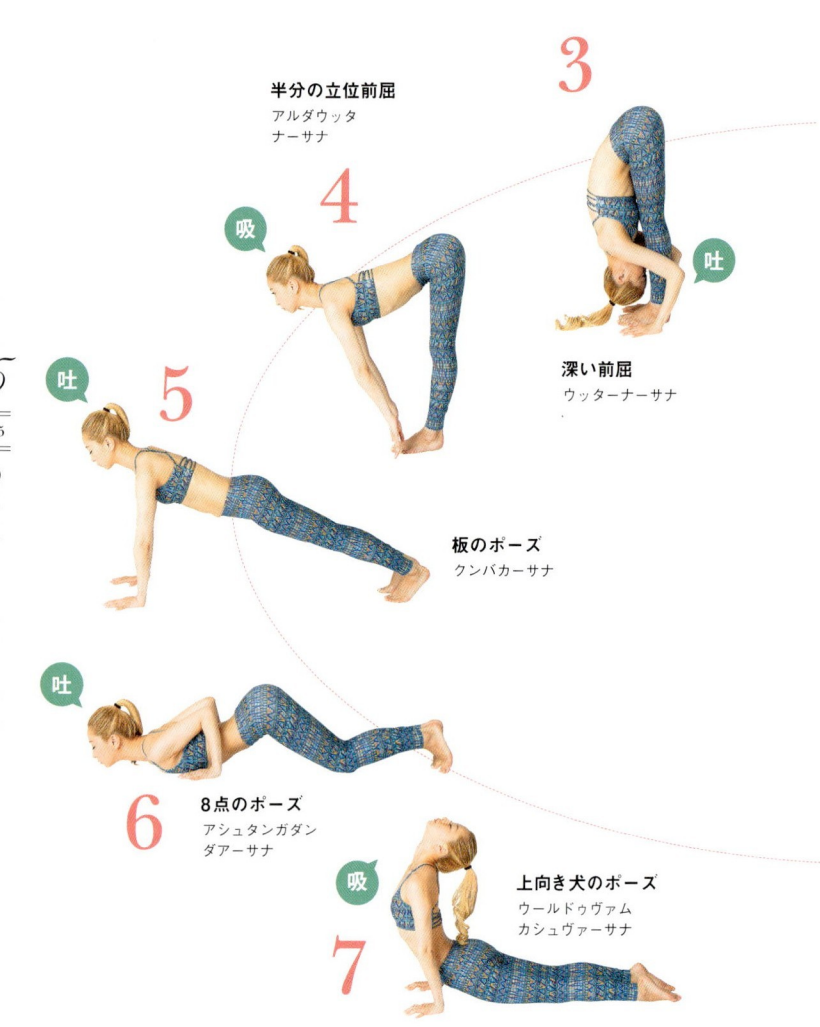

3

吐

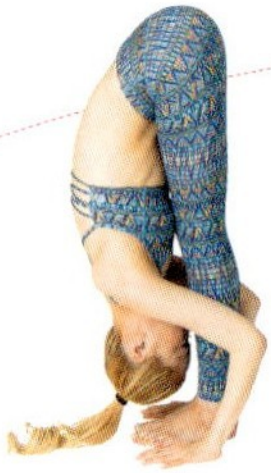

深い前屈
ウッターナーサナ

4

吸

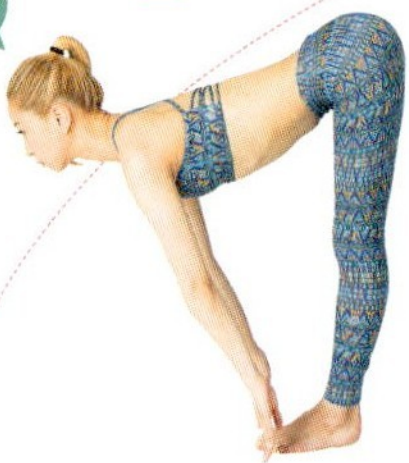

半分の立位前屈
アルダウッタナーサナ

5

吐

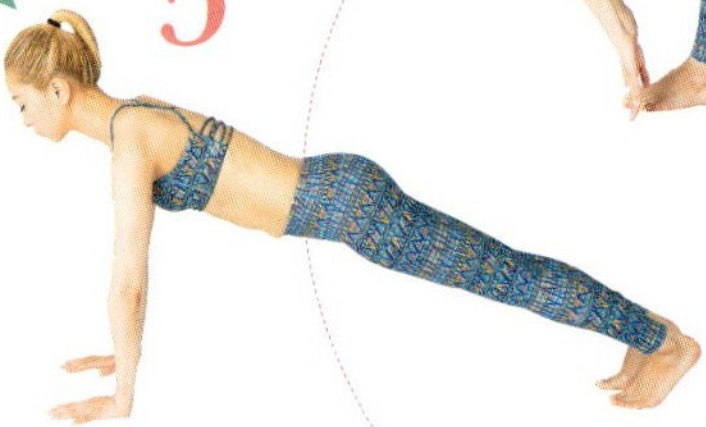

板のポーズ
クンバカーサナ

6

吐

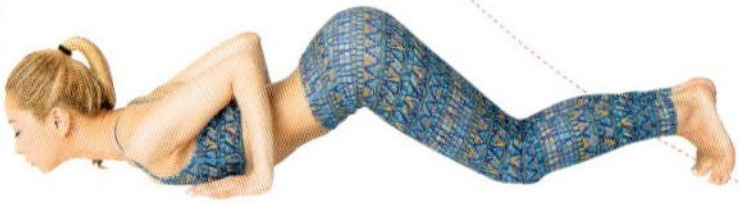

8点のポーズ
アシュタンガダンダアーサナ

7

吸

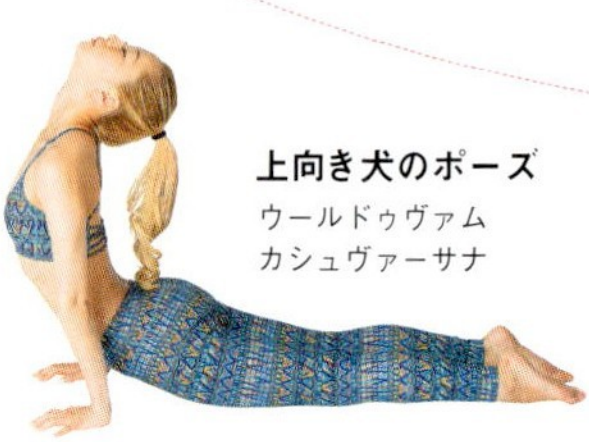

上向き犬のポーズ
ウールドゥヴァムカシュヴァーサナ

1 [気をつけの姿勢で立つ]

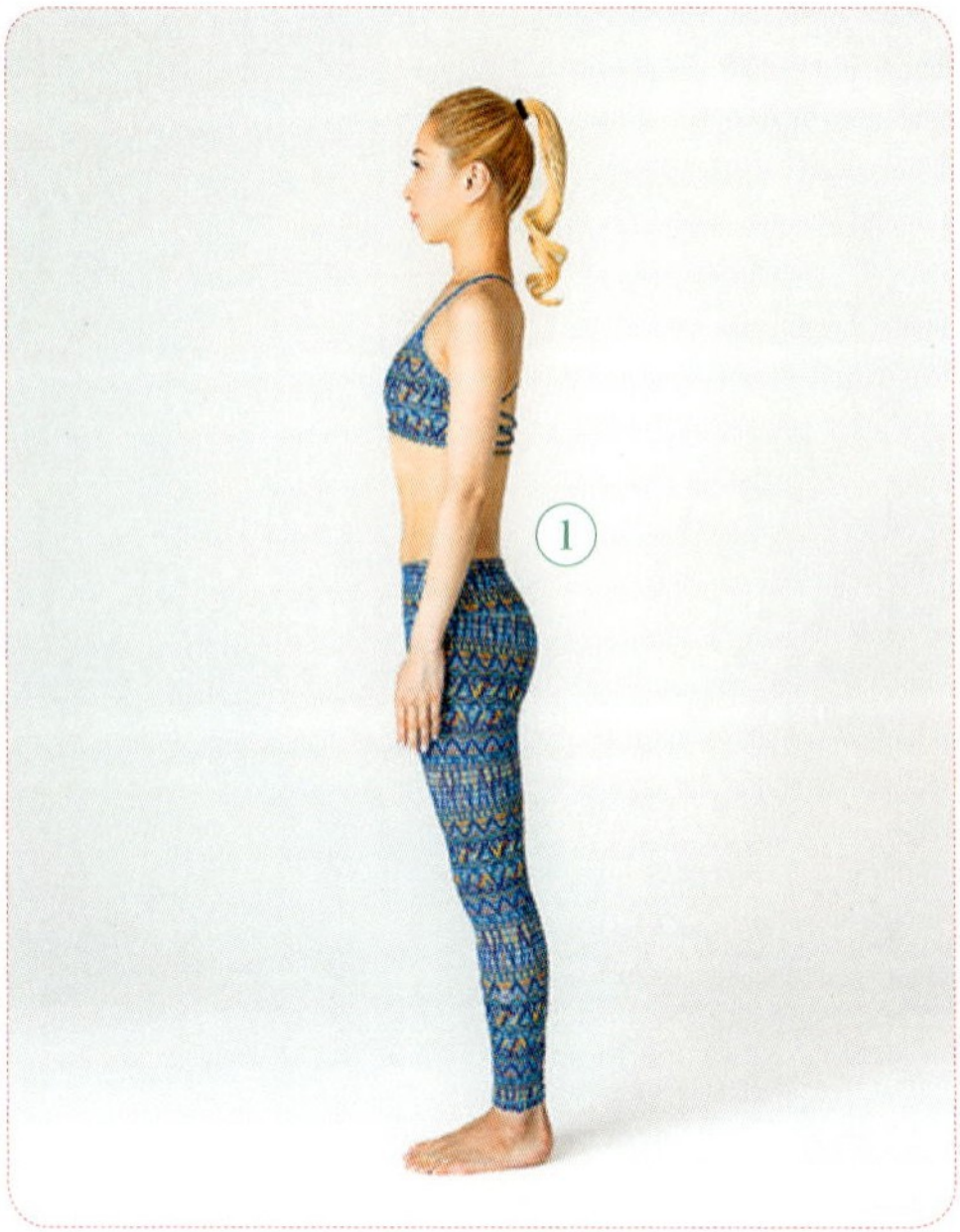

両手を下ろし、お腹を引き上げて立つ。頭上から１本の糸で引っ張られるようなイメージで、まっすぐ背筋を伸ばす。

Check point

① 腰が突き出ないように注意。リラックスして、重心を偏らせないようにしましょう

2,11 [両手を上に伸ばす]

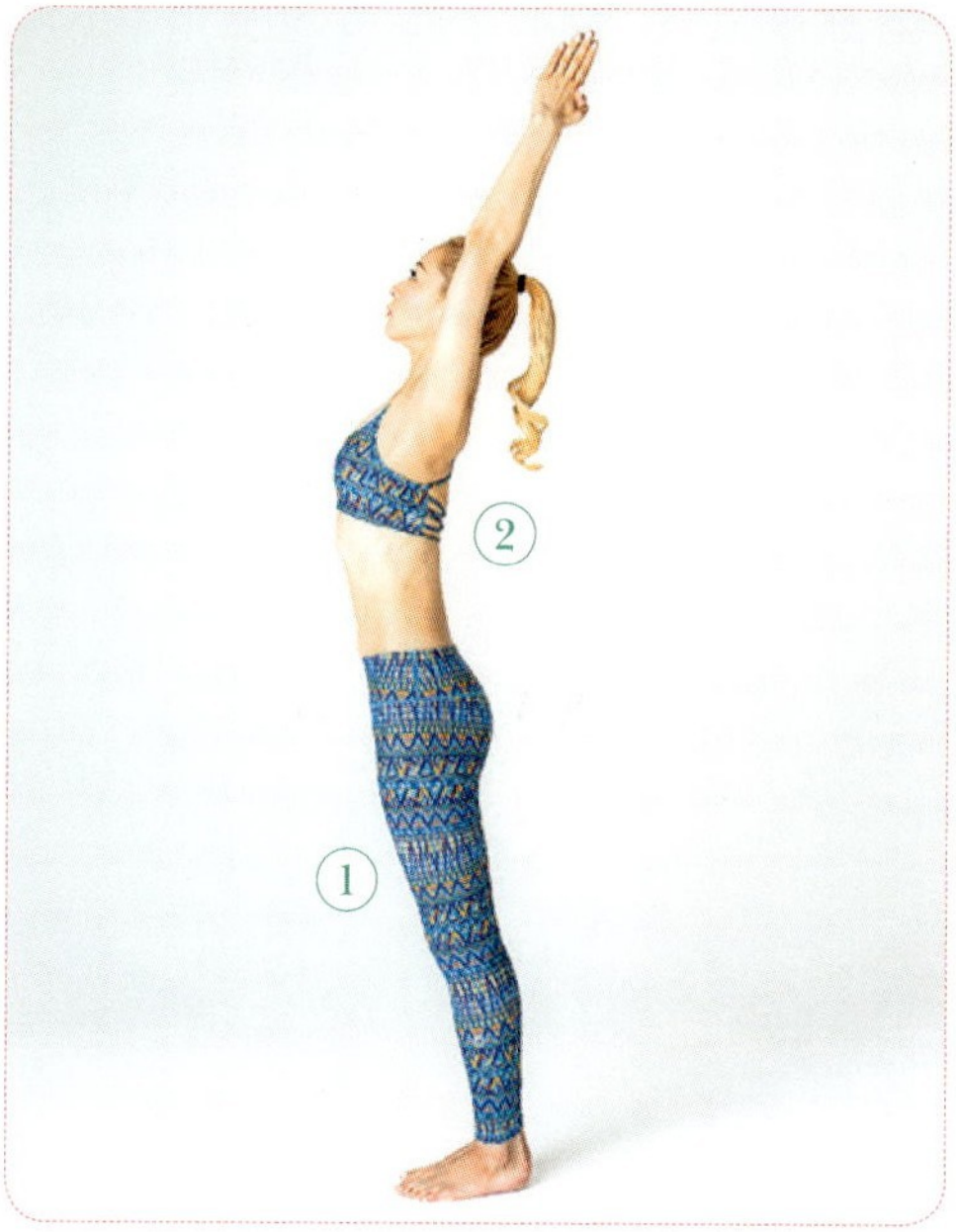

息を吸いながら両腕を左右から上げ、頭上で合唱する。息を吸い終わると同時に、両手が合うようなスピードで。

Check point

① 太もも前面を押し出すようにしながら胸を開きます
② 腕を上げながら、肩甲骨、肋骨を引き上げていきます

3,10 ［ 深い前屈 ］

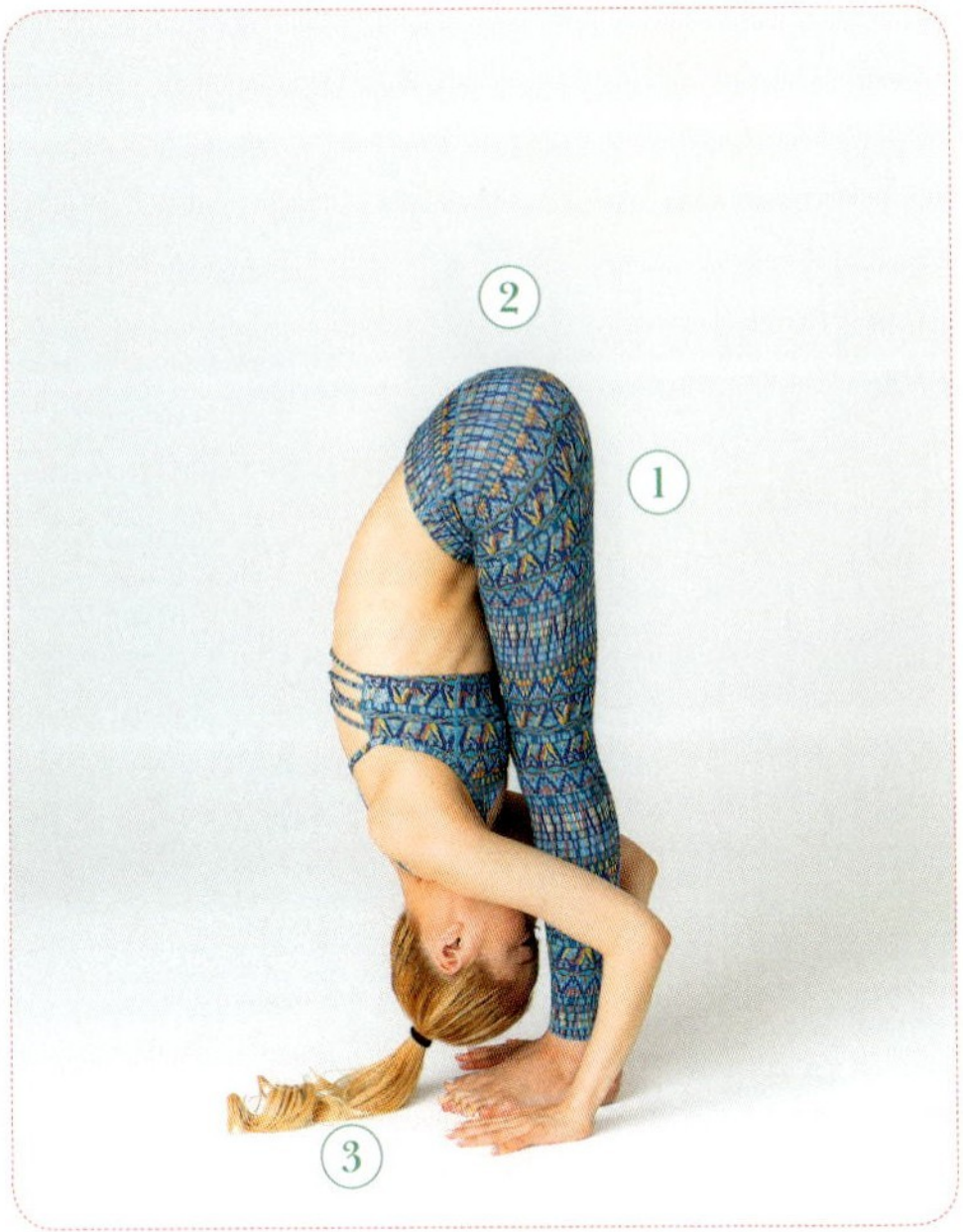

息を吐きながら両腕を左右から下ろす→同時に頭を下げ、深い前屈をする。あごを引いて、首や肩に力が入らないようにリラックスさせる。

Check point

① 股関節から曲げることを意識しましょう。ひざは軽く曲げてもOK
② 骨盤の中央にある仙骨をまっすぐに伸ばし、お尻を天井に向けるように
③ 指先は足のつま先と同じラインに揃える

4,9 ［ 半分の立位前屈 ］

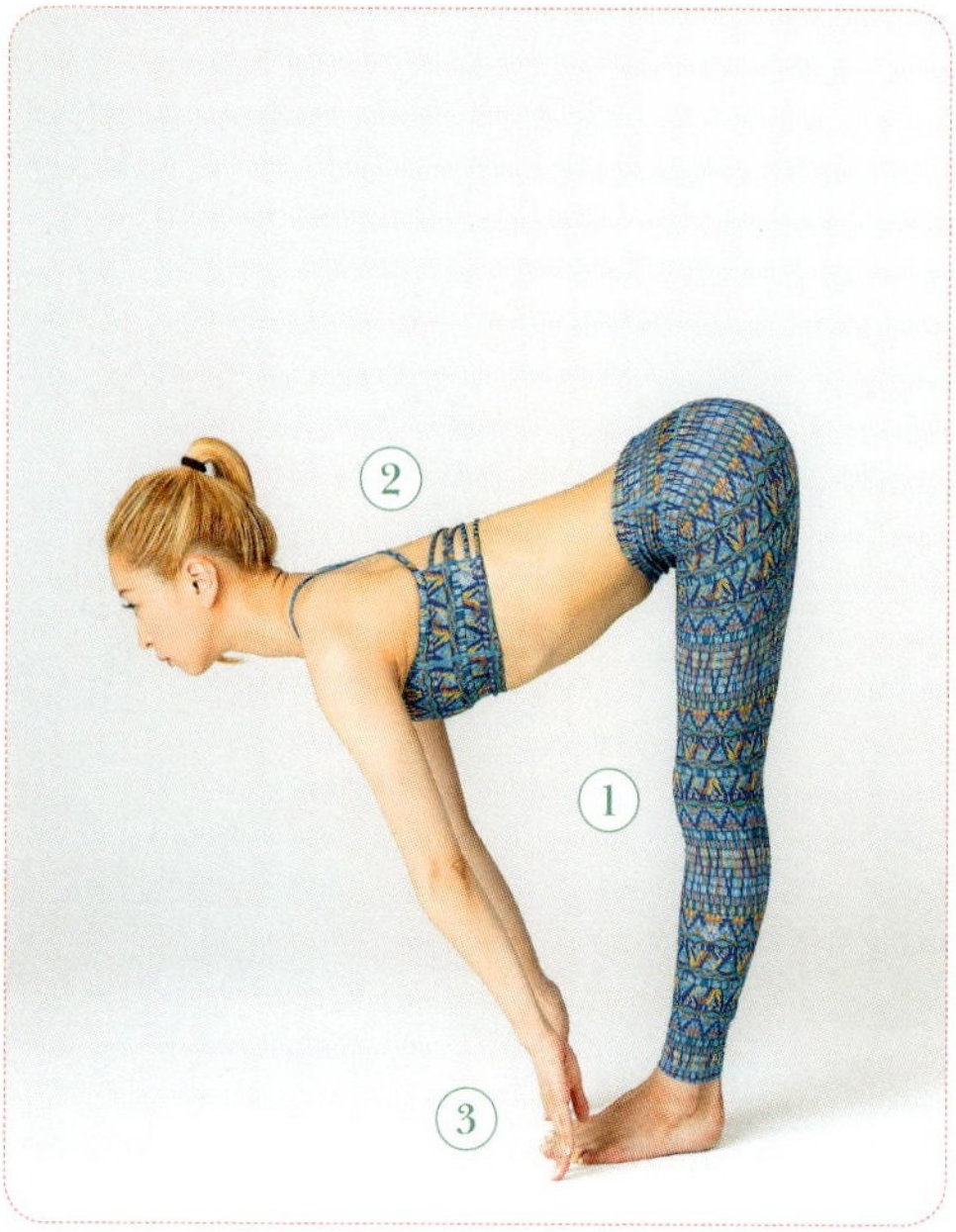

息を吸いながら腰を伸ばして上半身を半分上げる。ひざを伸ばして、目線はやや前方に。「半分の前屈」は前屈から半分だけカラダを起こすの意。

Check point

① 重心はつま先に、ひざをまっすぐ伸ばす
② 背骨を前に突き出すようなイメージで。目線はやや前方に
③ 手は床から離れていてもOK

5 ［ 板のポーズ ］

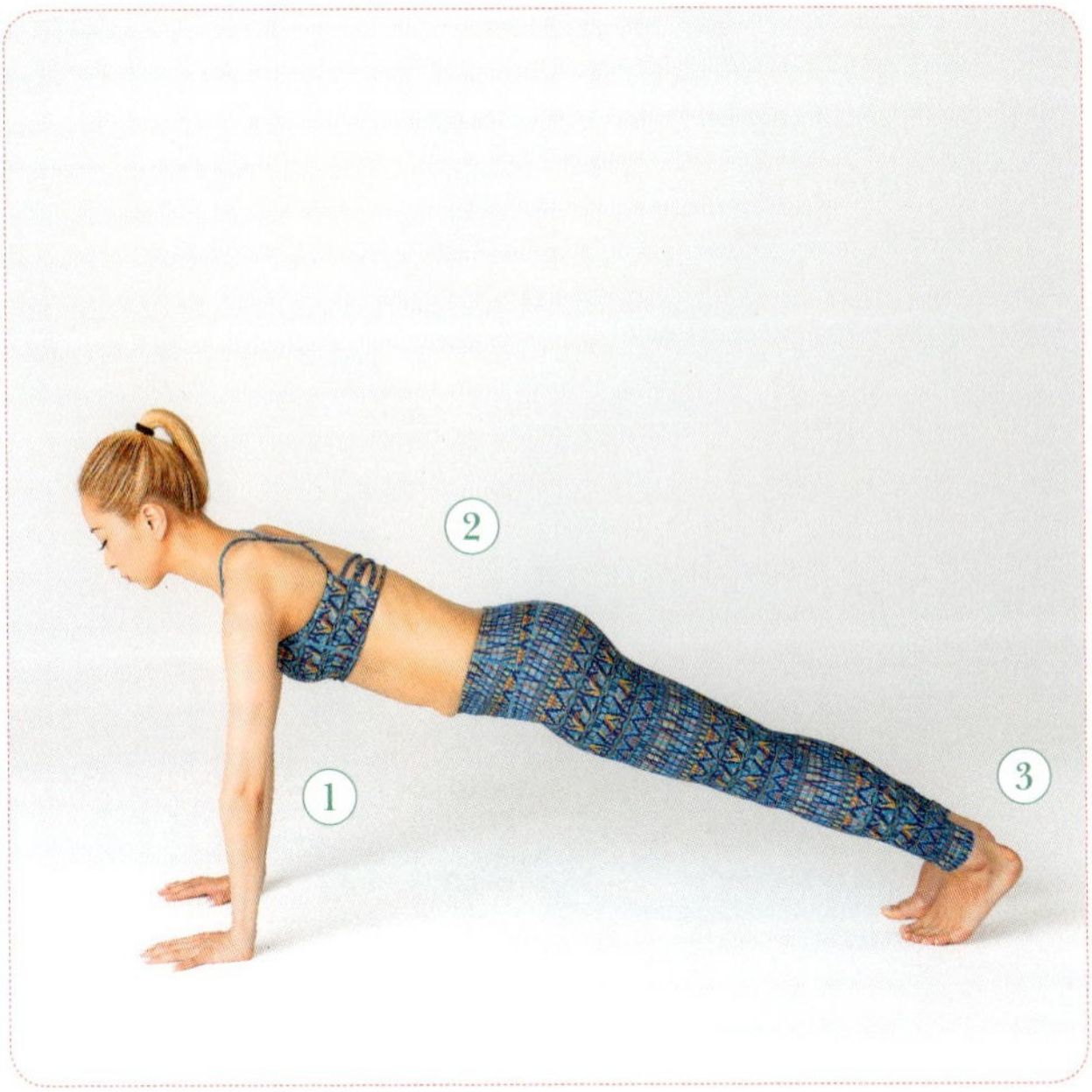

息を吐きながら両脚を大きく後ろに引き、腕立て伏せの姿勢になる。

Check point

① 肩の真下に手をおく
② カラダはなるべく一直線に。お尻が上がったり下がったりしないように腰、ひざはまっすぐ伸ばしましょう
③ かかとを押し出すようにするとやりやすい

6 ［ 8点のポーズ ］

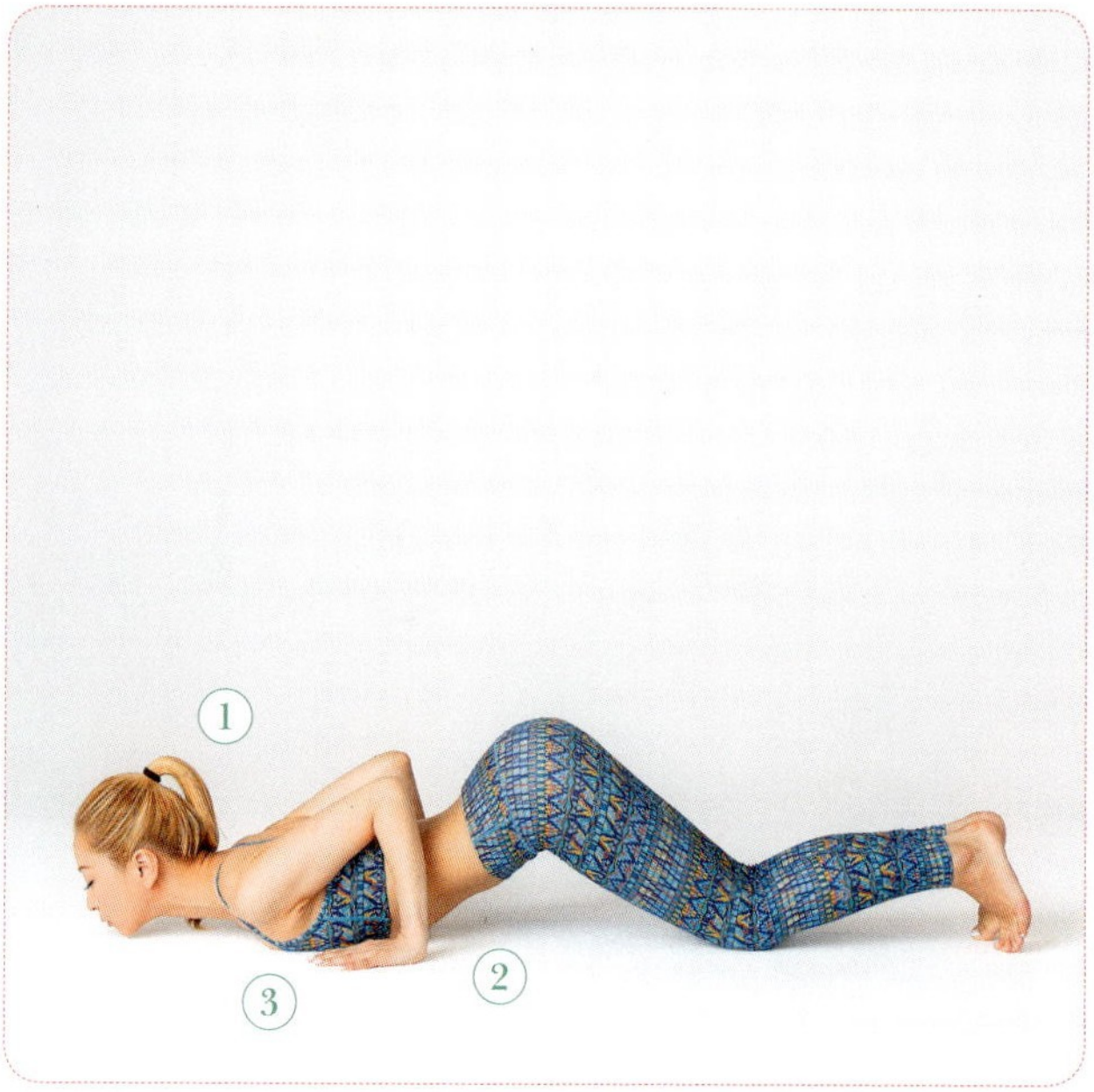

息を吐きながら、両ひざをついてゆっくりと上体を下げ、胸とあごを床につける。「8点」とはあご、胸、両ひざ、両手、両つま先の8点が床についている状態の意。

Check point

①肩が上がらないように注意
②お腹はしっかり引き上げ、「9点」にならないように。慣れないうちはうつ伏せになってもOK
③手は胸のすぐ横に置くとやりやすい

7 ［ 上向き犬のポーズ ］

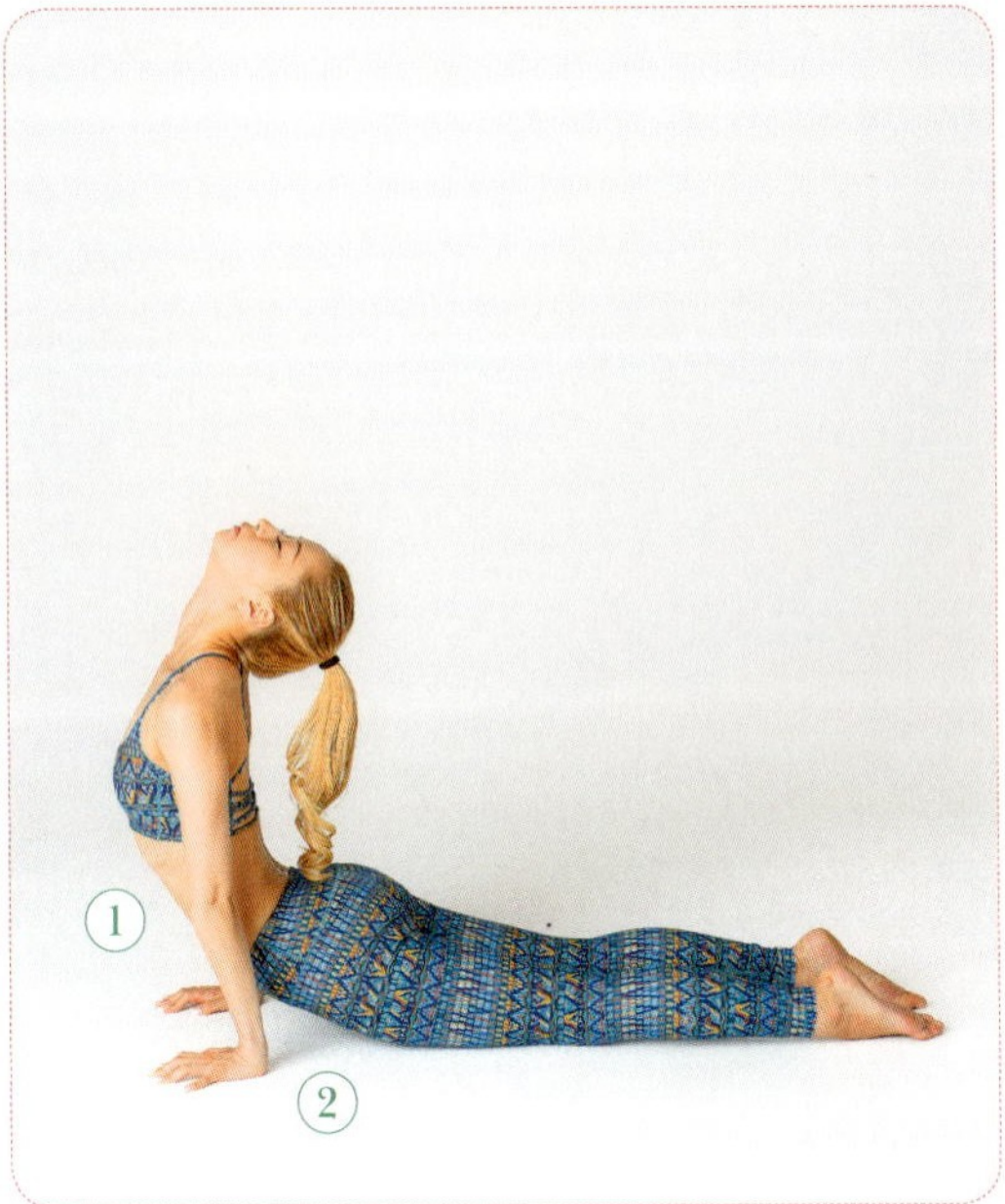

息を吸いながら両手で床を押すようにして肩を後ろに引き、上体を引き上げる。

Check point

① 腰ではなく、お腹から引き上げるように広背筋を使って行う
② 肩の真下に手を置き、肩を上げないこと。ひじをロックしないように

8 ［ 下向きの犬のポーズ ］

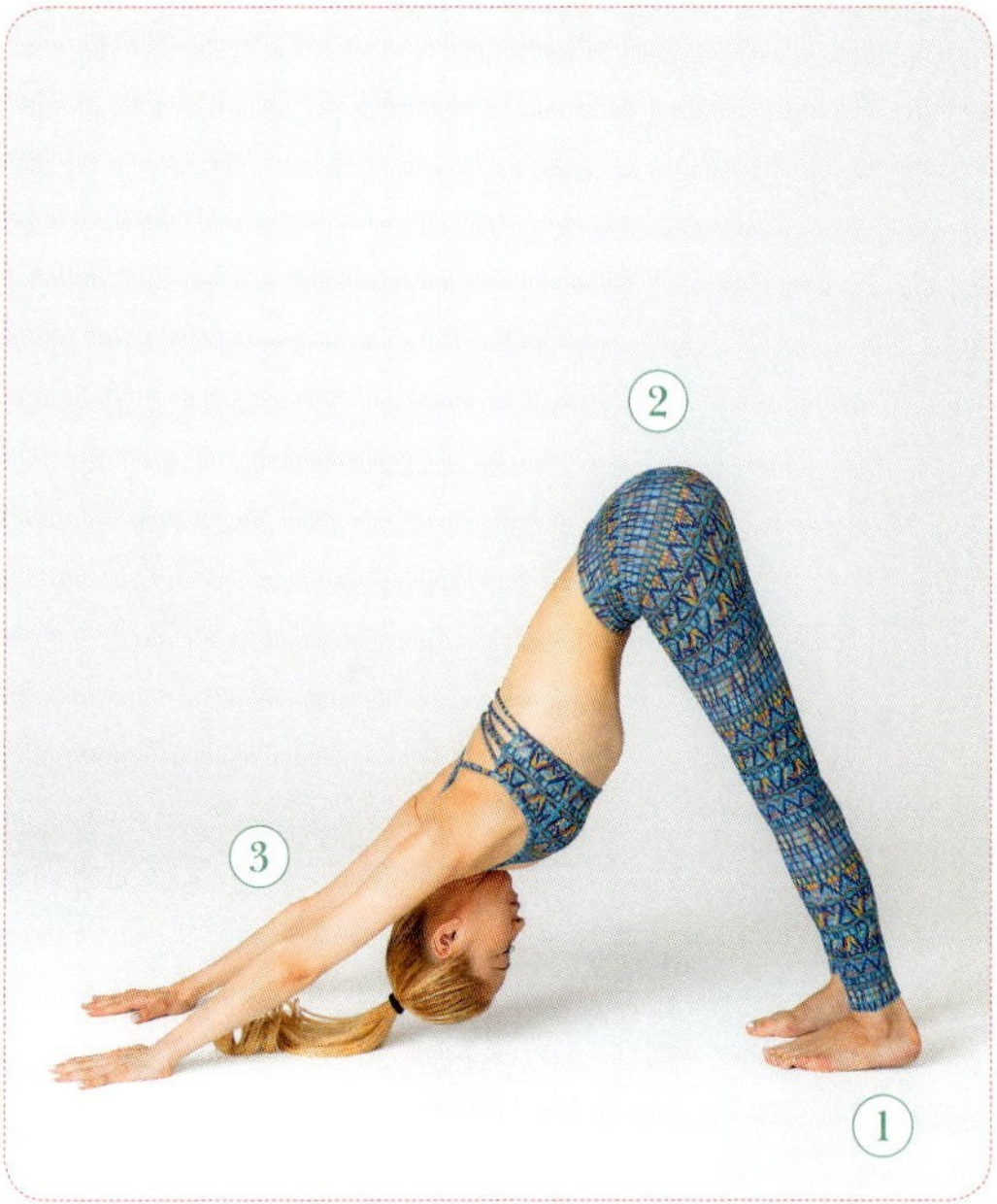

息を吐きながら腰をつき上げる。上半身と下半身で三角形をつくるイメージで。

Check point

① 両方の脚は腰幅に広げます
② 手の指を広げて床を押し、お尻は一気に上げましょう
③ 首の力を抜き、手ではなく、かかとに重心がかかるように

Epilogue
{ おわりに }

最後まで読んでくださり、ありがとうございました。

「パーフェクトなカラダに出会う30日」のうち、最初の1週間はすごく大事です。ここはカラダを変えるベースをつくり上げる期間。この7日間で80パーセントが決まるといってもよいでしょう。


カラダにダイナミックな変化を与えるなら、食事と運動、睡眠の見直しは一緒に行うことをおすすめします。

もちろん、どれかひとつでも作用しますが、「カラダが変わった」というレベルまで持っていくにはあらゆる方向からアプローチしたほうがいい！

また、カラダの変化は、運動によって反応する人がいれば、食事を変えて反応する人もいるので、一度に行うことでとりこぼしがなくなります。


やせすぎる必要はもちろんありませんが、自分のボディバランスをよく見てみましょう。

上半身はカリッとしているのに下半身が重たいなど、アンバランスさを感じる場合は、きっとどこかに原因があります。

それが食事なのか、エクササイズなのか。

いまは自分に見合ったもの、適したものがチョイスできていないのかもしれませんが、いろいろ試していくなかで、自分に足りなかったものが見つかります。

せっかく自分のカラダに興味を持ってこの本を手に取ったのですから、ともかく30日やってみるほうが絶対にいいですよ。

そもそも、「きれい」な状態って、バランスがいいことでもあると思うのです。

たとえば、【ボディラインだけ100点で、肌と髪が20点】という人よりも、【ボディラインが60点、肌と髪も60点】という人のほうが、総合的にきれいに見えるはずです。

そういう意味でも、最初は少しずつでいいけれど、最終的にはこの本でご紹介したことをすべて実践してもらえればと思います。

リハビリテーションやダイエット目的で出会ったヨガは、いまでは私のライフスタイルになりました。

＊

昨年台湾にも拠点を持ち、アジアでの本格的な活動をはじめたところです。伝統的なヨガのもつよさを現代に取り入れつつ、健康的でカラダのラインが変わる。そんなわたしなりのヨガを伝えていければと考えています。

日本と台湾を行き来する生活の中で思うのは、「たいていのことは、じつはたいした問題ではないんだな」ということ。

いつもの日常の中でルーティンワークに埋もれていると視野がせまくなってしまいます。旅という非日常に自分を放り込むと、たとえばコーヒー1杯を買うことがすごいチャレンジになります。

知っている人が誰もいない、言葉もよく通じない街で、すれ違った人に「ハイ！」なんて挨拶されると、「あれ、自分の悩みってなんだっけ？」なんて思ったりして。

世界は広くて、いろいろな人がいろいろな価値観を持って生きている。

日本ではありえないことが、世界では当たり前だったりする。

自分にはまだまだ可能性があり、もっとチャレンジしていけるはずだ。


そんなことを思い出させてくれ、脳をリセットできるのが旅です。

みなさんもどんどん旅に出て、どんどん脳を新しくしてほしいと思います。


旅先での何気ない出会いが、人生を一変させることもよくあります。

やるか、やらないか。

人生をつくっていくのは、それだけなのです。


自分の可能性を自分で狭めないで、ちょっとしたきっかけで変わっていく自分を見守ってあげてください。

この本がその一助になればうれしく思います。

30日後のあなたに会うのを楽しみにしていてくださいね！

aya

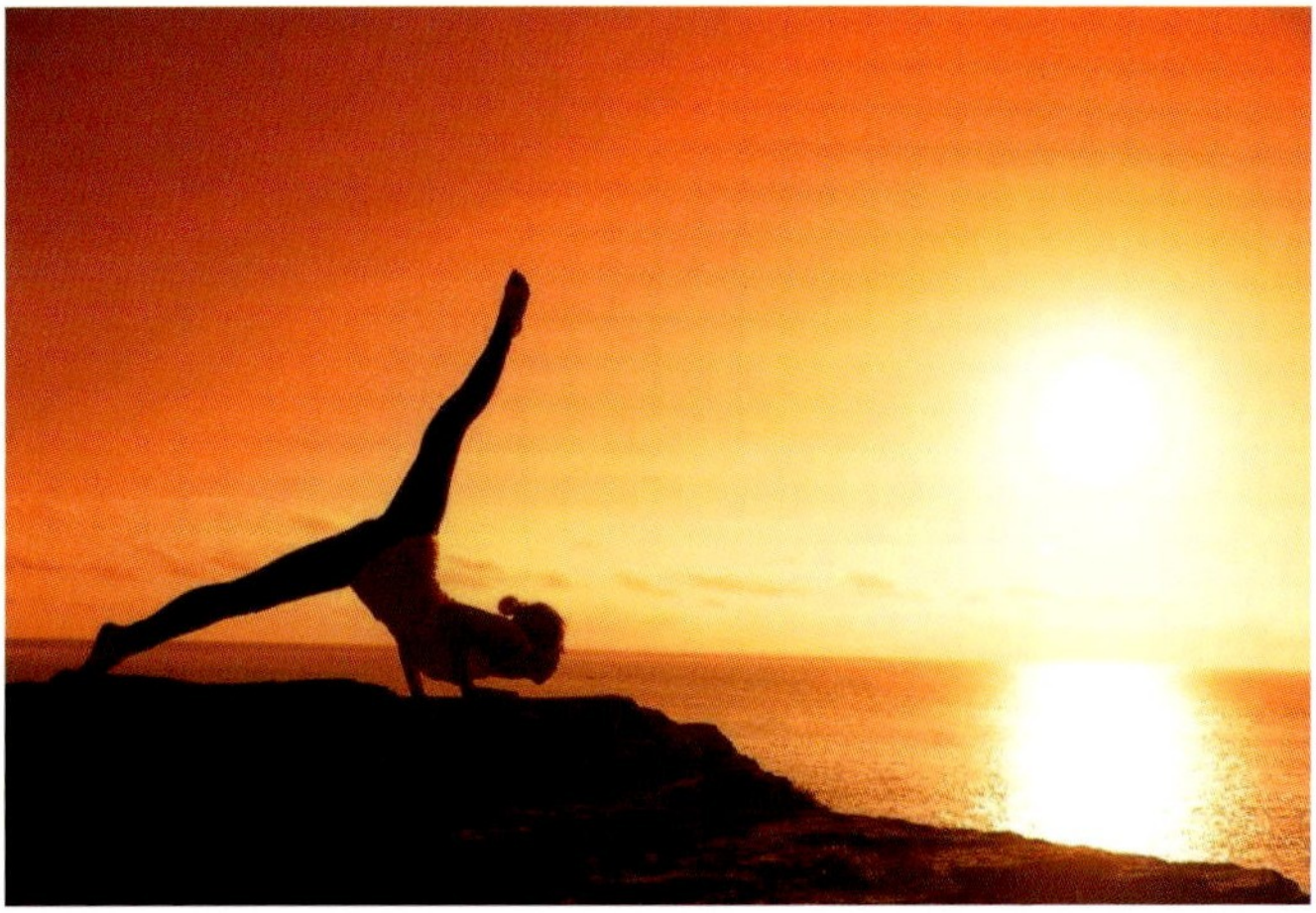

Staff

カバー撮影　下村一喜（um）

ヨガポーズ撮影　後藤利江

ヘア＆メイク　中村兼也（Maison de Noche）

スタイリング　市川栄治（ITTEA）

イラスト　オカダミカ

アートディレクション　加藤京子（Sidekick）

デザイン　我妻美幸（Sidekick）

DTP　Office SASAI

編集協力　有留もと子

Profile

aya（アヤ）

ヨガクリエーター。Syaraaya代官山主宰。

留学先のアメリカで交通事故に見舞われ、リハビリのためにヨガをはじめる。ハタヨガ、ハタヴィンヤサ、アシュタンガ、シヴァナンダヨガなどを学び、指導者の道へ。
クラシックバレエ、ボディワークアウト、呼吸法などを取り入れたオリジナルのプログラムは、実践すると必ず「カラダが変わる！」と話題に。月200回と少なくない数のレッスン数をこなすものの、毎回予約開始後すぐにいっぱいになるほどの人気となる。海外にも精力的に赴き、世界のヨガのトレンドを吸収し続けているほか、昨年より台湾にも拠点を構え、アジア地域にヨガを広げるべく尽力している。
食、美、健康、ボディメイクなど自他ともに認める美容マニアで、「美しく魅せる」をテーマに、SNSなどで惜しみなく知識を公開。化粧品や薬膳鍋などの開発なども行っている。

公式ホームページ　http://www.aya-yoga.com/
Instagram　@aaya.yoga
ブログ　https://ameblo.jp/ayayoga0517/

一生《いっしょう》に一度《いちど》のパーフェクトなカラダに出会《であ》う30日《にち》

2018年12月13日　初版発行

著者／aya《アヤ》

発行者／川金 正法

発行／株式会社KADOKAWA
〒102-8177　東京都千代田区富士見2-13-3
電話 0570-002-301(ナビダイヤル)

印刷所／凸版印刷株式会社

KADOKAWAカスタマーサポート
［電話］0570-002-301（土日祝日を除く11時～13時、14時～17時）
［WEB］https://www.kadokawa.co.jp/（「お問い合わせ」へお進みください）
※製造不良品につきましては上記窓口にて承ります。
※記述・収録内容を超えるご質問にはお答えできない場合があります。
※サポートは日本国内に限らせていただきます。

定価はカバーに表示してあります。

ISBN 978-4-04-065060-9　C0077